防治便秘的护肠食疗方

主编 郭 力 李廷荃

编 者(按姓氏笔画排序):

王红微 齐丽娜 孙石春 孙丽娜

李 东 何 影 张 彤 张黎黎

董 慧

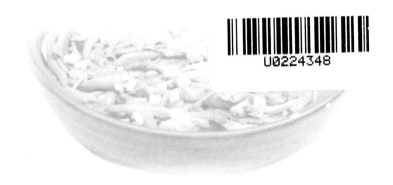

中国协和医科大学出版社

图书在版编目（CIP）数据

防治便秘的护肠食疗方 / 郭力，李廷荃主编. —北京：中国协和医科大学出版社，2017.9

ISBN 978-7-5679-0624-2

Ⅰ.①防… Ⅱ.①郭… ②李… Ⅲ.①便秘-食物疗法-食谱 Ⅳ.①R247.1 ②TS972.161

中国版本图书馆 CIP 数据核字（2017）第 093254 号

常见慢性病防治食疗方系列丛书
防治便秘的护肠食疗方

主　　编：郭　力　李廷荃
策划编辑：吴桂梅
责任编辑：林　娜

出版发行：**中国协和医科大学出版社**
　　　　　（北京东单三条九号　邮编 100730　电话 65260431）
网　　址：**www.pumcp.com**
经　　销：新华书店总店北京发行所
印　　刷：中煤（北京）印务有限公司

开　　本：710×1000　　1/16 开
印　　张：11.25
字　　数：180 千字
版　　次：2017 年 9 月第 1 版
印　　次：2017 年 9 月第 1 次印刷
定　　价：37.00 元

ISBN 978-7-5679-0624-2

前　言

　　便秘是日常生活中一种常见的症状，同时也是人体健康的一个隐患。随着人们生活水平的提高和饮食结构的改变，由于工作紧张，生活节奏加快，心理压力加大，便秘的发病率呈逐年上升的趋势。便秘对人体的危害，不仅仅是口腔异味、腹胀、腹痛、头痛、呕吐，现已成为诱发糖尿病、高血压、高脂血症、肥胖症、冠心病、脑血管病及结肠癌等疾病的重要因素。即便如此，患了便秘也不必过于惊慌，做好肠道保健是健康的关键，除了坚持运动、规律生活作息和心情调整外，健康的饮食是最不可或缺的一环。那么，吃什么，怎么吃才能防治便秘呢？

　　中医讲"药食同源"，就是人们常说的"药补不如食补，药疗不如食疗"。然而，食疗方法大多为医生所掌握，寻常百姓对各种疾病的食疗知识了解甚少。因此，尽快普及营养科学知识，及时指导人们建立健康、文明、科学的生活方式是当务之急，本书就是为此而编写的。

　　本书详细地介绍了便秘的基础知识和患者的饮食原则，科学系统地介绍了便秘患者适宜食用的粥、羹、菜肴、汤肴以及茶饮方等食谱。对每一道食谱的原料、制作、用法、功效都进行了详细的阐述，并配有精美的图片，既见效，又安全。

　　本书融知识性、实用性、科学性和趣味性为一体，为便秘的防治提供了行之有效的思维方法和食疗防治知识。

　　本书作为居家常备书籍，适用于所有关注自身健康的人群。

　　由于编者水平有限，书中难免存在疏漏或未尽之处，恳请广大读者批评指正。

编者
2017 年 1 月

目　录

第一章　便秘的基础知识

第一节　什么是便秘

 一、便秘及其诊断标准

　　便秘其实不是一种单纯的疾病，而是多种疾病都可能出现的症状。主要是指排便次数减少、粪便量减少、粪便干结、排便费力等。必须结合粪便的性状、平时排便习惯和排便有无困难作出有无便秘的判断。如果原来就是每天一次的排便，突然变成两天一次，这种情况可能就是便秘；但如果一直都是两天一次，则可不认为是便秘。要注意病程的长短，如果偶然一次粪便干，不能说明什么问题。

　　便秘的诊断标准为持续2周或2周以上的排便困难。通常表现为排便次数少于每周3次，严重者可能2~4周排便1次；排便时间延长，严重者每次排便时间可长达30分钟以上；粪便性状发生改变，粪便干结；排便困难或费力，有排便不尽感等症状。诊断明确后应考虑其为功能性或器质性便秘，不能只考虑解决便秘的症状，应该找到引起便秘的原因。

二、便秘的主要原因

　　1. 饮食摄入量不足

　　进食量少，仅仅产生少量的食物残渣，对结肠壁的刺激比较弱，使肠蠕动减少；同时，少量的食物残渣对直肠壁所产生的压力过小，无法引起排便反射。

　　2. 食物过于精细

　　食物结构不合理，高能量、高营养、高吸收物质摄入过多，粗纤维食物摄入过少，导致排便次数减少或无规律。

　　3. 过食辛辣食物

　　中医学认为，辛辣食品能够使肠胃积热，耗伤津液，导致排便干涩不通。

　　4. 饮水过少

　　结肠内容物得不到有效的润滑，粪便秘结。

　　5. 排便习惯不良

　　例如，不按时排便、人为地抑制便意、排便姿势不良等。

　　6. 运动量不足

　　导致流向肠道的血液量减少，肠蠕动减弱。

　　7. 疾病

　　例如子宫后位、直肠脱垂，结肠、直肠、盆底功能障碍等，均可以导致便秘发生。

8. 药物

滥用泻药，依赖药物排便而形成恶性循环，导致肠蠕动无力和肠道干燥。长期应用缓泻药、制酸药、镇静药、降压药、解痉药、铁剂、抗抑郁药等均可以抑制肠蠕动，导致迟缓性便秘。

9. 其他

生活、工作紧张，环境改变，使排便习惯和规律被破坏。

三、 便秘的分类

便秘的发生可以是暂时的，当引起便秘的原因消除后，排便就可以正常了。便秘的发病原因和临床表现复杂多样，但主要应当分清功能性便秘与器质性便秘。

1. 根据有无器质性病变分类

可将便秘分为功能性便秘和器质性便秘两种类型，这是临床最常用的分类方法。功能性便秘称单纯性便秘或原发性便秘，器质性便秘称为继发性便秘。凡机体没有器质性病变，因饮食安排不当、工作紧张、生活不规律、心情不舒畅或年老体弱等因素，使胃肠功能改变而引起的便秘称为功能性便秘，大部分便秘均属于此种类型。体内有器质性病变，直接或间接影响肠道功能而引起的便秘称为器质性便秘。

（1）功能性便秘：功能性便秘包括一时性便秘、弛缓性便秘、习惯性便秘及痉挛性便秘。一时性便秘是指外出旅行等因环境发生变化而引起的便秘，生活恢复原来的规律后便秘会自然消失。弛缓性便秘也称结肠型便秘，是因全身因素或有关排便肌肉的肌力减弱、张力低下，特别是肠管平滑肌张力低下、肠管运动弛缓等，使排便动力不足或缺乏，肠内容物在结肠内运行过于缓慢而形成的便秘，食物过于精细、体质虚弱、运动不足者的便秘，以及老年人和产后妇女的便秘大都属于这种类型。习惯性便秘又称直肠型便秘，主要是由于后天养成的不良排便习惯，如忍便造成的便秘。痉挛性便秘也称结肠型便秘，是因结肠痉挛，肠蠕动发生障碍，不能推动粪便排出而引起的便秘。

（2）器质性便秘：器质性便秘包括肠道病变、肠外压迫、脑或脊髓病变、代谢及内分泌疾病、肛门周围疾病等引发的便秘。肠道病变，如结肠梗阻、肠肿瘤、肠结核、巨结肠症（先天性或后天性）等；肠外压迫，如卵巢囊肿、腹腔肿瘤、子宫肌瘤、腹膜后肿瘤等；脑或脊髓病变，如脑炎、脑肿瘤、脑血管病、脊髓病变等；代谢及内分泌疾病，如甲状旁腺功能减退等；肛门周围疾病，如肛裂、瘘、痔、术后肛门狭窄等。

2. 根据病程及起病方式分类

可将便秘分为急性便秘和慢性便秘。近期突然发生的便秘称急性便秘，包括暂时性功能性便秘和症候性便秘。暂时性功能性便秘多因为生活环境的突然改变、一时性情绪抑郁、进食过少等因素引起，一旦病因消除，便秘可以自行痊愈；症候性便秘属于器质性便秘，由其他疾病引起，常突然发病，伴有其他一些症状，如剧烈腹痛、呕吐等，此种急性便秘多见于急性肠梗阻，这种情况应当及时诊断与处理。长期反复便秘称为慢性便秘，慢性便秘包括器质性便秘和功能性便秘，好发于老年人及体弱多病的人。慢性便秘因便秘发生时间较长，对人体的危害较大，可以影响患者的生活质量，也可造成其他严重后果。

3. 根据粪块积留的部位分类

可将便秘分为结肠便秘和直肠便秘。由于结肠痉挛、结肠运动迟缓、结肠平滑肌张力低下，使粪便在结肠滞留时间过长，水分被过度吸收，粪便变干，粪便排出困难形成的便秘属于结肠性便秘。结肠性便秘常发生在体质虚弱并伴有内脏下垂者及年老体衰、大病以后或体力下降者。因直肠病变等原因，引起直肠平滑肌弛缓，或直肠黏膜感受器敏感性减弱，直肠反射迟钝，虽然粪便被结肠的集团运动推入直肠，但无法激发排便反射，粪便长时间积滞于直肠内不能排出体外，属于直肠性便秘。由于直肠便秘的特点是排便困难，因此直肠便秘也称排便困难。这种便秘多发生在无正常排便习惯、痔疮、肛裂，以及经常服用刺激性泻药、经常灌肠通便者。严重的直肠便秘会导致干燥、坚硬的粪块常在直肠内嵌塞，称为粪嵌塞，属于肛肠科常见的急症。

4. 根据肛肠动力学改变分类

目前，常将便秘分为出口梗阻型和慢传输型两种类型。当然，也有相当一部分是慢传输与出口梗阻同时存在的混合型便秘患者。出口梗阻型便秘是因为各种原因导致盆底肌功能不良引起的，多与盆底疾病有关，如直肠阴道隔前突、盆底痉挛综合征等，这类疾病通过排便造影即可明确诊断。慢传输型便秘多为肠传输功能够降低而引起，由于粪便在肠道内停留时间过长，水分被过度吸收，导致粪便干燥、排出困难。

四、便秘引起的常见症状

1. 消化道症状

粪便长期滞留于肠道，往往会引起各种不良反应和并发症。便秘患者往往会出现腹痛，以下腹部疼痛多见。疼痛的性质通常为钝痛或者隐痛，如果合并粪块嵌塞或者引起肠梗阻，疼痛可成为绞痛，同时伴有恶心、呕吐等症状。粪便的长期滞留，易于发酵腐败，产生二氧化碳、硫化氢气体，这些气体积聚于肠腔，可使肠管膨胀，静脉血液回流受阻，导致消化功能受到影响，引起食欲减退。如果因结肠痉挛引起的便秘，则排出的粪便呈羊粪样，因用力排出坚硬粪块，可能引起肛门疼痛、肛裂，甚至诱发痔疮和肛门乳头炎；有时，由于粪块嵌塞在直肠内难以排出，但有少量水样粪质绕过粪块自肛门流出，形成假性腹泻。

2. 口臭

便秘患者的粪便长期滞留，可起发酵腐败、气体积聚，不仅影响消化系统的正常功能，还会由胃内向口腔散发不良气味，引起口臭。

3. 皮肤症状

便秘患者粪便长期滞留于肠道，产生的有毒物质如氨、苯丙芘及硫化氢等可以通过肠道吸收到达血液，作用于全身，而这些有毒物质相当一部分可以通过皮肤排出，因此皮肤极易受到影响，使皮肤容易衰老而变得粗糙；肠内的氨类还可能引发荨麻疹；同时，便秘患者自主神经功能失常，使得皮肤循环功能不良，也会加重皮肤的衰老；便秘时肠内细菌可以移位至小肠，从而使小肠的吸收功能减退，营养素的吸收不良，引起痤疮、雀斑等。

4. 神经精神症状

粪便长期积于体内，可能给人带来许多不便（如失眠）。长此以往，会造成头痛、头胀，甚至注意力不集中、工作效率低等后果。再加上粪便长期滞留于肠道，所产生的有毒物质通过肠道吸收到达血液，可能通过血液循环到达神经系统，毒素对神经系统的刺激更加重神经精神症状。

五、便秘的高发人群

排便次数的多少因人而异，每个人排便的频率受体质、环境的影响而不同，不能一概而论。据各医院肛肠科的统计显示，有3%~4%的患者因便秘而就医，其中以女性居多。此外，老年人便秘的情况也很普遍，根据统计，60岁以上老年人，有70%以上受"习惯性便秘"的困扰。总而言之，女性和年龄较大的人，便秘的概率相对较高。

1. 老年人易便秘的原因

（1）肠蠕动变慢：老年人肠道蠕动较缓慢，蠕动频率降低，肠道内水分变少，易使粪便干燥，引发便秘。

（2）缺乏便意：肠胃功能较差，即使肠内有粪便，也不会有便意，久而久之就会便秘。

（3）药物不良反应：很多老年人患心血管疾病，需长期服药，药物的不良反应会影响肠道蠕动，导致便秘。

（4）运动量少：老年人活动能力较差，运动量普遍较少，容易引起便秘。

（5）感觉迟钝：老年人对身体缺乏水分、口渴的感觉能力迟钝，身体和肠道水分不足，粪便变硬，容易便秘。

（6）压力：情绪不稳定和神经功能失调的老年人，其情绪上的压力是便秘产生的原因之一。

（7）生理结构：因牙齿不健全或数量较少，老年人常吃纤维质少的软性食物，使纤维摄取量不足，再加上喝水少，导致肠内缺乏水分，蠕动减缓，引起便秘。

2. 女性易便秘的原因

（1）生理构造：①括约肌、腹肌的力量较小；②激素分泌：生理期前和怀孕时，体内大量分泌黄体酮，使水分滞留体内，影响肠胃蠕动；③骨盆腔较宽，脂肪容易囤积在下半身，使血液循环变差，因而影响肠道蠕动。

（2）错误饮食：为追求体型纤瘦，长期节食，常不进食或吃得极少。进食节奏一旦被破坏，使肠的蠕动效率降低，就容易便秘。

（3）忍住便意：上班族女性常因忙碌，或羞于表达想上厕所的意愿，而忍住便意，错过排便时机。长期如此会破坏排便节奏，使便意渐渐消失。

（4）滥服药物：许多女性自行购买治疗便秘的药物服用。长期滥服药物，使身体对药物产生依赖，使身体对便意的感觉迟钝，肠道蠕动能力降低，引发慢性便秘。

（5）压力过大：女性容易因压力过大引起肠闭塞，造成排便困难。

六　便秘对人体的不良影响

便秘是由现代人生活作息不规律、饮食习惯不佳、工作压力大等因素而导致的，却常被人忽略。便秘虽不会直接危及生命，但长期便秘可能会形成痔疮，甚至恶化为肿瘤、直肠癌等其他重大疾病。因此，千万不要忽略便秘对身体造成的危害。

人体每天都会通过出汗、大小便等方式，排出体内毒素，而排便是人体非常好的且重要的排毒方式。肠道会将食物消化吸收后的渣滓排出体外，但若因为便秘，使渣滓滞留体内，就会产生毒素，并再次被人体吸收，日积月累，很多病就会接踵而至。

1. 结肠癌

现代人摄取过多的精细食物和肉类、高油高盐的烹饪方式、膳食纤维摄取不足，以及无意间摄取的许多有害物质。若因便秘使毒素滞留体内，不断刺激肠黏膜，会导致结肠癌。

2. 结肠憩室炎

结肠憩室炎的症状不明显，很难发现。长期便秘、常感到腹部痉挛、腹胀或肠道压力较大者，容易因排泄物落入憩室，引起感染和炎症。（注："憩室"为大肠肌肉组织表面常突出的中空囊袋）。

3. 肝病

身体代谢后的废物，若因便秘而无法排出，会再度被结肠吸收，回流到血液，流入肝脏，造成肝脏负担，使肝病发生率提高，或使肝病患者病情恶化。

4. 痔疮

长期便秘者，因粪便中的水分被结肠吸收掉，使粪便变硬，造成排便困难，让人在排便时不自觉地用力。长期用力过度，引发肛门静脉淤血、不正常扩张，进而导致痔疮。

5. 心血管疾病

因便秘使毒素滞留体内、有害细菌数量越来越多，导致血液污浊，患心血管疾病的概率也相对提高。高血压患者若因排便困难，为了排便而过于用力，容易造成脑卒中（中风）。

6. 皮肤粗糙、面部长痘

如果有害物质积存于体内而无法排出，毒素就会渗入血液和皮肤，使肌肤越来越粗糙，引发面部长痘。

7. 老年痴呆症（阿尔茨海默病）

毒素随血液循环全身，一旦入侵大脑，会损害中枢神经。长期便秘者，患老年痴呆症的风险较不便秘者更高。

8. 其他症状

便秘症状从外表不易看出，常有口臭、口干、食欲不佳、容易疲劳、头晕、失眠、精神差等症状者，很可能是因为便秘。

七、中医对便秘的认识

1. 常见的中医证型

便秘在临床上有各种不同的表现，或是排便次数减少，常三五日、七八日排便1次，甚则更长时间，多数粪质干硬，排出困难，且伴有腹胀、腹痛、头胀、头晕、嗳气、食少、心烦失眠等；或是排便次数不减，但粪质干燥坚硬，排出困难，常因排便努挣，导致肛裂、便血，日久引起痔疮等；或粪质并不干硬，也有便意，但排便不畅，排出无力，排便时间延长，常出现出汗、乏力、气短、心悸、头晕等症状。

根据便秘的症状特点和发病机制的不同，可以归纳为实秘和虚秘两大类。在实秘中有肠胃积热、气机郁滞、阴寒积滞三种基本证型，在虚秘中则有气虚、血虚、阴虚、阳虚四种基本证型，不过各证型间是相互联系的，可单独出现，也可合并相兼出现。

（1）肠胃积热型：大便干结，腹胀腹痛，面红身热，口干口臭，心烦不安，小便短赤，舌质红，苔黄燥，脉滑数。

（2）气机郁滞型：大便干结，或是不甚干结，欲便不得出，或是便而不爽，肠鸣矢气，腹中胀痛，胸胁满闷，嗳气频作，食少纳呆，舌质暗淡，舌苔薄腻，脉弦或弦滑。

（3）阴寒积滞型：大便艰涩，腹痛拘急，胀满拒按，胁下偏痛，手足不温，呃逆呕吐，舌质淡，苔白腻，脉弦紧。

（4）气虚型：粪质并不干硬，虽有便意，但临厕努挣乏力，汗出气短，排出困难，便后乏力，面白神疲，肢倦懒言，舌质淡，苔薄白，脉细弱。

（5）血虚型：大便干结，面色少华，心悸气短，失眠多梦，健忘，口唇色淡，苔薄白，舌质淡，脉细弱。

（6）阴虚型：大便干结如羊粪，形体消瘦，头晕耳鸣，两颧红赤，心烦失眠，潮热盗汗，腰膝酸软，舌质红，苔薄少，脉细数。

（7）阳虚型：大便干或不干，排出困难，面色㿠白，小便清长，四肢不温，腹中冷痛，得热则减，腰膝冷痛，舌质淡，苔薄白，脉沉迟。

2. 辨证要点

辨证要点是辨别便秘的排便周期、排便粪质、舌质舌苔等。

（1）排便周期：便秘多数排便周期延长，日数不定，且伴有腹胀、腹痛、排便困难；也有排便周期不延长，但粪便干结，便下艰难；还有排便周期不延长，粪便也不干结，但排出无力或出而不畅。因此不能单依排便周期论便秘，应当结合排便及粪质情况判断。有人排便周期延长，粪质并不坚硬，数日不排便而无所苦，此属素体差异，不属于便秘病证。

（2）粪质性状：粪质干燥坚硬，便下困难，肛门灼热，属燥热内结；粪质干结，排出艰难，多为阴寒凝滞；粪质不甚干结，排出断续不畅多为气滞；粪质不干，欲便不出，便下无力，多为气虚。

（3）观舌质舌苔：舌红少津，无苔或少苔，多为阴津亏少；舌淡少苔，多系气血不足；舌淡苔白滑，多为阴寒内结；舌苔黄燥或垢腻，多属肠胃积热。

八、便秘的预防

1. 定时排便

养成每天固定时间如厕的习惯，进行自我训练；早餐后是练习排便的好时机。

2. 经常运动

固定而规律的运动习惯，能锻炼肌肉，强健身体，刺激消化器官，有效预防便秘；每天花 20~30 分钟，进行轻缓的运动，如带宠物散步、爬楼梯、逛街等简单的日常活动。

3. 腹部按摩

双手相叠，手掌心对准肚脐，顺时针方向按揉，每次按约 5 分钟。

4. 补充水分

起床空腹时，喝杯凉开水刺激肠胃，可帮助排便；每天补充 8 杯水，少量多次饮用。

5. 多摄取高纤食物

膳食纤维能有效防止便秘，摄取次数和量须均衡；饮用蔬果汁时，连果渣一同饮下。

6. 注意饮食

辛辣、油炸食物会加重便秘，要注意节制；偏食或嗜肉者，要注意蔬果的摄取量和种类的均衡。

7. 适量摄取脂肪

脂肪可润滑肠道，促进排便，应注意日常饮食中的脂肪摄取量，以免因过少而引起便秘，过多则易导致肥胖；适量摄取芝麻、核桃等食物补充脂肪。

8. 作息规律

养成固定的作息和用餐的习惯，尽量不因工作而影响用餐，避免吃夜宵，让肠胃有规律地运转；注意睡眠，凌晨 1~3 点是结肠的排毒时间，此时处于睡眠状态有利于排毒。

9. 稳定心情

避免情绪过度起伏或精神紧张，适当缓解压力；放慢生活节奏，减少内心的焦虑。

10. 勿乱服药

不自行服用泻药、清肠药、减肥药等促进排便，长期服用会破坏正常的排便功能，导致无法自然排便。

预防胜于治疗。与其等到生病才找医生，不如事先做好预防。便秘与否是用于判断肠道健康与否的方法之一。很多人因为觉得便秘是羞于启齿的事情，而自行购买清肠药，或置之不理，使便秘越来越严重。其实，便秘能靠改变生活和饮食习惯加以改善。"大便通畅，全身轻松"，肠道健康，是健康的前提和保障。

九、特殊人群预防便秘的方法

1. 老年人便秘的预防

（1）遇事不恼，处事不惊，保持一颗平常心，努力使自己做到心态平和、精神舒畅。

（2）多做一些运动，如打太极拳、散步等体育活动有助于正常排便。

（3）生活要有规律，不过分紧张和劳累。

（4）饮食要适量，不暴饮暴食，多吃蔬菜、水果，不要吃不易消化的东西，少喝酒，少吃辛辣的食品。每天喝些蜂蜜，做菜适当多放些植物油。每天吃一点炒豆腐渣能够有效预防便秘。

2. 孕妇便秘的预防

（1）孕妇由于活动较少，胎儿挤压肠道影响肠蠕动等原因使粪便无法正常排出，容易发生便秘。预防便秘有利于胎儿成长和孕妇健康。在确保安全的前提下，孕妇应尽量多做些不太剧烈的运动，运动项目可选择散步等。适度的体育活动能帮助孕妇顺利排便，防止便秘。

（2）适当多吃些白菜、萝卜、芹菜等新鲜蔬菜和苹果、香蕉等水果以及红薯等膳食纤维含量较高的食品，少吃辣椒等容易上火的食品，能够有效预防孕妇便秘。用豆腐渣蒸窝头，每天吃一点，能使排便通畅。

3. 产后便秘的预防

（1）适当加强运动：经阴道自然分娩的产妇，应当于产后6~12小时内起床稍微活动，第2日可在室内自由活动，并可做产后保健操。会阴有伤口或行剖宫产者，可以推迟到第2或第3日起床稍事活动，待拆线后伤口不感疼痛时，也应当做产后保健操。尽早适当运动及做产后保健操，有助于体力恢复，加快肠蠕动，增强胃肠功能，促进排便，而且还能够使盆底及腹部肌肉张力恢复，避免腹壁皮肤过度松弛；采用锻炼盆底肌肉及筋膜的缩肛动作，增加排便力量。

（2）疼痛护理：解除产妇对排便疼痛的顾虑，鼓励产妇及时排便，产生便意时不能忍耐，养成按时排便的好习惯；有伤口者，每日检查伤口有无红肿硬结及分泌物，并定时擦洗和换药，保持伤口的清洁、干燥。对有痔疮的产妇，要及时治疗痔疮。对于子宫复旧引起严重疼痛的产妇，可行中西医治疗，以减少疼痛使产妇增强排便的信心。

（3）饮食方面：鼓励产妇多饮水及汤汁，多吃蔬菜等含纤维素丰富的食物，确保饮食富有营养、足够热量和水分。

（4）腹部按摩：在乙状结肠部，用右手示、中、环指深深按下，由近心端向远心端做环状按摩可以帮助排便，还能够促进产妇的子宫收缩复旧。

（5）口服缓泻剂和简易通便法：必要时可以口服蜂蜜，导泻药物。如果已发生便秘则可有简易通便法，如开塞露、甘油栓、肥皂栓塞肛以刺激肠蠕动、软化粪便，达到通便目的。

（6）灌肠和人工取便法：因较长时间的便秘，大量的粪便淤积在直肠内，加之肠腔吸收水分过多而使粪便变得干硬，此时要灌肠，刺激肠蠕动，软化和清除粪便。当灌肠或通便仍无效时，则需要采用人工取便法，以解除产妇的痛苦。

4. 儿童便秘的预防

便秘会使儿童食欲不振、身体虚弱、情绪急躁、坐卧不安、影响学习和生活。便秘还与痔疮、脱肛、肛裂等病症的发生、发展有关。所以要重视儿童便秘的预防。为了防止儿童便秘，应当注意以下几点。

（1）让儿童懂得便秘的危害，通过训练使儿童养成良好的排便习惯。应当将孩子按时排便看得和按时进餐一样重要。每天排便一次有益于儿童健康。有些孩子贪玩儿，一玩起来就忘了上厕所，需要家长督促和提醒。生活环境的突然变化也能使儿童排便习惯改变。例如有的儿童平日在家时排便正常，但刚开始上学的一段时间粪便干燥。要注意帮助他们尽快适应新的环境，恢复正常的排便习惯。

（2）从小培养良好的饮食习惯，让儿童逐渐懂得平衡膳食的重要性，不偏食，不挑食。有的孩子偏爱肉类食品，不爱吃蔬菜、水果，不爱吃粗粮，导致膳食纤维摄取不足，不但容易发生便秘，还可能造成肥胖，因此必须注意纠正。饮食不要过于精细，要鼓励儿童多吃新鲜的蔬菜和水果，多吃五谷杂粮。

（3）加强体育锻炼：跑步、游泳、足球等各种体育活动都有利于正常排便，防止便秘现象出现。

（4）及时治疗容易导致便秘发生的其他疾病：感冒、发热以及甲状腺功能减低、消化不良、铅中毒等多种病症都可能造成儿童便秘，及时治疗这些病症能够有效预防便秘。

十、便秘的认识误区

近年来，人们对便秘的认识还存在一些误区。尽早走出误区，找到直接、有效解除便秘的方法成为当务之急。

1. 排便次数不少，不会得便秘

排便次数减少并不是便秘的唯一或必须的表现，有时便秘可以突出地表现为排便困难，如每日有 1 次甚至数次排便，但排便时间过长，排出困难，粪便硬且量很少，这些也是便秘。所以单纯凭排便次数来判断是否患有便秘是不对的。

2. 缺乏运动，有可能导致便秘

现在，有一种普遍的观点认为：缺乏运动也可能导致便秘。但是专家研究发现，对老年便秘患者而言，多运动可能有助于病情的改善。但如果是患有严重习惯性便秘的年轻人，运动是起不到多大作用的。

3. 得了便秘，要多吃蔬菜、水果

得了便秘，首先应搞清病因，如果是单纯的由于摄食纤维过少引发的饮食性便秘，应当在膳食中增加蔬菜、水果等膳食纤维含量高的食物，同时要多饮水，以达到缓解便秘的目的。但如果是由于肠道肿瘤或炎性粘连等造成梗阻，引起的机械性便秘，则必须首先解除肠道梗阻，在此之前摄取粗纤维食物只会加重梗阻，导致严重后果。再比如糖尿病引发的便秘，治疗的关键在于控制好血糖。

4. 得了便秘，要多摄入纤维

有些人认为，导致便秘的根本原因是缺乏纤维素。也有很多医生给习惯性便秘患者的首要建议是增加饮食中纤维素的含量。虽然纤维素确实能提高排便的数量和排便频率，但低纤维饮食不是便秘的原因。研究表明，只有20%的患者能够通过摄取纤维素（如芹菜）受益，还有人会因为增加纤维素的摄入而导致病情恶化。

5. 便秘不是病，不用在意

便秘是一种常见的症状，而并非疾病。正因为如此，很多人对便秘的情况毫不在意。但是，慢性便秘常常提示身体已经处于亚健康状态，有时可以是某些疾病的早期症状或是伴随症状。如果反复或持续发生诸如粪便干结、排便费劲等现象，应当及时就医，寻找原因，尽快治疗。

6. 得了便秘，就得用泻药

医学证实，泻药具有依赖性，依赖泻药缓解便秘，效果越来越不明显，并且需要不断加大剂量，长期使用泻药不但不能解除便秘，反而会加重便秘症状。

7. 得了便秘，就要洗肠

对于一般的便秘患者，不提倡"洗肠"。"洗肠"作为一种治疗手段，仅适用于部分顽固性便秘患者，且必须在医生的指导下在正规的医院或诊所进行；更不宜长期洗肠，避免造成依赖性，并可能造成肠道菌群失调，其后果是严重的。

第二节　防治便秘的日常饮食

一　便秘患者的饮食原则

1. 规范控制饮食量，避免过度饱食

饮食的量与粪便直接相关，饮食太少，形成粪便的成分不足，排便量会偏少，肠道得不到适度的充盈，蠕动功能减弱，容易引起便秘。饮食太多，导致消化道压力增大，一些食物难以被消化，摄水量不足以肠壁细胞运作，从而便量堆积越来越多，最后导致便秘。因此，每天均应进食一定量的食物，以利于粪便的形成。

2. 适量进食含纤维素高的食物

纤维在肠道不易被吸收，水分被吸收后，余下的食物残渣即成为粪便。因此，要形成足量的粪便，应多食富含纤维的食物，如蔬菜、水果之类。有的人每天的进食量也不少，但排便还是秘结，从食物原因上讲，可能吃得过于精细。过于精细的食物，经吸收水分和营养物质后，余下的渣滓偏少，不利于形成粪便，常是导致便秘的原因之一。

3. 补充 B 族维生素

B 族维生素常来自于相同的食物来源，如酵母等。研究证明，它其实是一组有着不同结构的化合物，于是它的成员有了独立的名称，而 B 族维生素成为一个总称。B 族维生素有 12 种以上，一致公认的人体必需维生素有 9 种，全是水溶性维生素，在体内滞留的时间只有数小时，必须每天补充。B 族维生素是所有人体组织必不可少的营养素，它们相互之间协同作用，调节新陈代谢，维持皮肤和肌肉的健康，增强免疫系统和神经系统的功能，促进细胞生长和分裂。

4. 适量食用产气类食物

中医理论中，水谷之精气来源于饮食，饮食入胃，经过腐熟，再经脾的运化生成水谷精微后输遍全身。气的运动形式有四种：升、降、出、入。当气机运行不畅、阻滞不通时，人就容易便秘。可食用产气食物，如土豆、白萝卜、洋葱、黄豆、生黄瓜、蜂蜜、芹菜、香蕉、瓜类、柚子等帮助产生气体，气体在肠内能增加肠蠕动，可达到下气利便之功。

5. 适当进食油脂类食品

油脂食物既可满足身体脂肪的需要，也可促进脂溶性维生素的吸收，还有一定的润滑肠道作用。平素可适当进食油脂类食物，对便秘患者来说，必要性就更大。但要注意的是，过多的高脂肪饮食是不适宜的。

6. 多饮水，促进肠道运动

水是机体必不可少的物质，对有便秘倾向的人来说，摄入足量的水分更为重要：水分可以润滑肠道，还可参与粪便的形成，并使粪便软化，利于排出。如果水分偏少，粪便常干涩难行，因此，每天应摄入足量的水分。

7. 少食辛辣刺激的食物，避免刺激肠道

辛辣食物容易引起肝火，火气太旺容易蒸干结肠内便的水分，引起粪便过干而发生便秘。辣椒中含有的辣椒素会刺激从口腔到肛门的整个消化道，加重充血和炎症，素体火气大或湿热偏重，患有直肠炎、结肠炎、肛窦炎、痔疮者，吃辣椒等辛辣食物后会导致或加重肛门坠胀、排便不畅的感觉，所以应当尽量避免食用。

8. 忌酒，避免便秘

经常喝酒容易便秘，因为喝酒会引发痔疮，使痔疮加重，严重的痔疮会出现便血、疼痛，使患者不敢排便，久而久之，粪便在直肠中水分被吸收，更加不易排出，便秘就形成了。而干燥的粪便在排出时则会导致肛管裂伤，进一步加重痔疮。肠道是非常脆弱的，经常喝酒的人肠胃也比较容易受到感染，此时食物无法被消耗，加之胃肠的蠕动减弱，便秘也就随之而来。

 特殊人群便秘患者的饮食原则及生活调理

1. 老年人便秘患者的饮食原则及生活调理

（1）饮食原则：①老年人的消化功能逐渐衰退，应注意调整饮食结构，适当多吃些富含膳食纤维的食物，如各种新鲜蔬菜、水果、五谷杂粮、豆类等。因为这些食物可以增加食物残渣，增加粪便体积和吸水能力，刺激肠道蠕动，促进排便。②做菜时应适量食用植物油，以增加润肠通便作用，避免偏食或食物过于精细。对于患有高脂血症、高血压、冠心病等疾病老年人，应选择橄榄油、葵花籽油等植物油，避免食用肥肉、荤油等。③老年人要养成适量饮水的习惯，如每天晨起要空腹喝一杯温开水，不仅有利于补充体内水分，更能预防及治疗便秘。

（2）生活调理：便秘不仅会给老年人带来较明显的不适，更能引起许多并发症的发生。所以保持排便通畅是老年人保健防病、延年益寿的一个关键因素。

2. 妊娠期便秘患者的饮食原则及生活调理

（1）饮食原则：①选择含纤维多的食物，如糙米、小米等粗杂粮，油菜、茼蒿、芹菜等蔬菜，梨、无花果、甜瓜等水果。②选择含不饱和脂肪酸较多的食物，如杏仁、核桃、腰果、瓜子仁、芝麻、鱼类等。不宜吃过多含动物脂肪高的食物，如五花肉、猪油等，会造成脂肪的过度堆积，加重便秘。③选择有促进消化、调节肠道菌群功能的食物，如牛奶、酸奶、乳酸饮料、柑橘类、苹果等，可补充胃酸和消化液分泌不足。④选择含维生素比较丰富的食物，如芹菜、莴笋、紫菜等各种新鲜的蔬菜水果。少吃腌菜、咸菜和煮得过于熟烂的蔬菜。⑤补充充足的水分，可常饮鲜牛奶、鲜榨果汁等。⑥应尽量少吃刺激性食物，如辣椒、浓茶、咖啡等；不宜多吃过咸、过甜及过于油腻的食物；绝对禁止饮酒吸烟。⑦可以实行少食多餐制，以避免胃太空或太饱。

（2）生活调理：①定时排便。孕妇一要养成定时排便的习惯，形成条件反射。

正常人进食后有一种胃结肠神经反射，可以刺激结肠蠕动，要充分利用这种胃结肠神经反射，养成餐后定时排便的习惯；做适当的活动以保证腹肌、膈肌、肛提肌得到适当的锻炼，促进排便。②注意妊娠期保健。定期到固定的正规医院进行产检，发现胎位不正要及时纠正。因为胎位不正更易造成下腔静脉受压，静脉回流受阻。直肠下段及肛管静脉淤血、扩张、弯曲而发生痔疮。一旦痔疮发生，则更容易引起便秘。③适当进行活动。如做家务、散步等，有助于促进胃肠运动。避免久站、久坐、久卧，以防胃肠蠕动减慢，诱发功能性便秘。④患有痔疮的孕妇可在每天便后用温水熏洗、坐浴以改善肛门局部血液循环，并保持肛门部清洁，以此来减轻因排便导致的痔疮疼痛。

3. 更年期便秘患者的饮食原则及生活调理

（1）饮食原则：①调整饮食结构。更年期综合征患者的消化功能开始减弱，胃肠蠕动变迟缓。在饮食方面应进行适当调整，增加富含膳食纤维的食物及具有润肠通便作用的食物，多吃些五谷杂粮及各种水果，干果中的核桃仁、花生仁、松子仁、杏仁等，这些均具有良好的润肠通便作用。②少吃或不吃辛辣刺激性食物，如辣椒、花椒、浓咖啡、浓茶、烈性酒等，以免辛辣燥热刺激肠胃引起便秘。

（2）生活调理：①选择适当的运动。进入更年期后，人体自主神经功能紊乱、分泌失调，容易引发便秘，此时应合理安排生活起居、工作学习时间，结合实际身体情况和习惯，选择散步、慢跑、骑自行车、羽毛球、太极拳、保健体操、舞蹈等运动，配合腹部按摩和腹肌锻炼，增强体质及胃肠平滑肌张力，从而达到有效预防便秘的目的。②心理自我调节。人们在更年期或更年前期，容易发生精神心理上的改变，要善于自我调节和自我控制，参与一些自己喜爱的娱乐活动，有助于培养积极乐观的生活态度和平和的心绪，如养花、养鱼、养鸟、练习书法、绘画、欣赏音乐等都是不错的选择。另外，尽量避免精神刺激，做到恬淡虚无，遇事不怒，心胸开阔，无忧无虑，情绪平稳，精神愉快，以免由于精神紧张、焦虑烦恼等引起交感神经兴奋，抑制肠胃运动而发生便秘。

4. 小儿便秘患者的饮食原则及生活调理

（1）饮食原则：①母乳喂养的婴儿发生便秘的概率低于其他方式喂养的孩子。按不同月龄儿童对营养的需求科学喂养，合理添加辅食，有助于预防小儿便秘。②纠正及预防儿童偏食，有些孩子不爱吃蔬菜、水果，偏爱肉类，这种饮食习惯易导致肠内食物残渣减少，对结肠的刺激减弱，从而导致便秘。要鼓励孩子多吃蔬菜、水果、杂粮等，养成良好的饮食习惯。

（2）生活调理：①对于婴幼儿要多抱，不能长时间放在摇篮里，利于预防便秘。在儿童时期就应培养良好的排便习惯，避免孩子因羞怯、贪玩等原因有便而不排。

此外，还要注意预防感冒等热病，预防肠道蛔虫症等消化道疾病的发生。②有的孩子不喜欢运动，长期会导致腹肌、膈肌、肛提肌的肌力减弱，肠蠕动减弱，排便力量减弱，最终形成便秘。因此，应培养孩子养成运动的习惯，多从事球类、跑步、跳绳、游泳等有氧运动。

5. 肥胖便秘患者的饮食原则及生活调理

（1）饮食原则：①科学制定食谱，限定每日总热量以及蛋白质、脂肪、碳水化合物、矿物质、维生素的摄取量。既不可盲目节食减肥，也不可暴饮暴食。②应广泛摄取各种食物，变化愈多愈好，养成不偏食的习惯。不要采取禁食某一种食品的减肥方法，例如不吃蔬菜、水果、粮食，只吃肉类的办法。因为蔬菜、水果和粗粮是主要的膳食纤维来源，这种饮食结构易导致便秘。③多吃富含膳食纤维的食物，如糙米、玉米、芦笋、芹菜及各种水果。食物宜清淡，少油、少盐，烹调方法以蒸、煮、烤、炖等少油法为宜。保证每日食用 300~500 克蔬菜，200~400 克水果。④少吃或不吃糖果、甜点、罐头制品、蜜饯、高糖饮料、酒类等。

（2）生活调理：①作息规律，起床后先喝一杯温开水或淡盐水。养成每天晨起后排便的习惯，起初没有便意也要尝试着排便，给身体一个应该排便的信号，逐渐调整养成习惯。②进餐半小时后适当散步，有助于促进胃肠蠕动。③加强体育锻炼，减少内脏及腹部脂肪的堆积，加强肌肉力量，都有助于排便。

三 护肠排毒的健康好食物

寡糖食物、碱性食物、发酵食物、黏滑性食物和香料类食物，对于护肠排毒具有良好功效。下面介绍这 5 大类食物的特性，以及它们能保持肠道健康的原因。

1. 寡糖食物，有效清洁肠道

寡糖近年来被认为是防治便秘与结肠癌的优越营养素。多摄取合寡糖的食物，是保持肠道健康的方法之一。寡糖到底是什么呢？它又被称作"Oligo"，是一种低热量的糖类，为双糖类物质的总称。寡糖被人体摄取后，能直接帮助增加肠道内的乳酸菌数量，使有益菌在肠道中占有压倒性优势，有助于维持肠道微生态的健康平衡。

代表食物：黄豆、牛蒡、洋葱、香蕉、蜂蜜。

2. 碱性食物，促进肠道排毒

保持身体的酸碱平衡，是目前广为人们所接受的健康概念，多摄取碱性食物，还有助于于排除肠道内的毒素。建议平日多摄取海藻、蔬菜、水果、醋等偏碱性的食物，可以保持肠道的健康。

代表食物：海带、苹果、醋、柠檬、菠菜。

3. 发酵食物，让肠道更有活力

要使肠道保持健康，平常不妨多吃发酵性食物。为何发酵食物能促进肠道健康？关键就在于乳酸菌。发酵食物中的乳酸菌具有吸附胆固醇的效果，能降低胆固醇，并使胆固醇随着粪便排出体外，具有保护肠道与清洁血液的作用。腌制食物就是一种发酵食物，含有丰富乳酸菌。在腌制蔬菜的过程中，乳酸菌等微生物会发挥作用，使蔬菜充分吸收维生素 B_1 与各种矿物质，人食用后清肠效果较佳。且因发酵食物酸度较高，能有效刺激肠胃蠕动，帮助分泌更多消化液，进而促进肠道的消化代谢。腌制食物虽富含有益菌，但也含高糖、高盐，不宜过量食用，以免引发其他疾病。

代表食物：泡菜、酱腌萝卜、优酪乳等。

4. 黏滑性食物，护肠效果最优

多吃黏滑性食物也是保持肠道健康的原则。所谓的黏滑性食物就是含有黏液的各种海菜、蔬菜等高纤维食物。这些含有黏液素的食物，能有效地改善肠道内环境恶化的现象。黏液主要为葡甘露聚糖与蛋白质等成分结合的物质，能在肠道内形成凝胶，刺激肠道蠕动，有助于消除便秘。同时凝胶会将食物缓慢推进消化道，防止血糖急速上升，因此也能调整血糖值。黏液还能有效保护胃黏膜，促进肠道消化，并促使细胞活性化，保护肝脏与肾脏的功能。

代表食物：海带、山药、秋葵、香菇、芋头等。

5. 香料类食物，适当提供肠道刺激

平常摄取香料类食物，也可以维护肠道健康，帮助肠胃蠕动与消化。平常消化不良或经常食欲不振的人，不妨适量地摄取一些含有健胃整肠效果的香料类食物，有助于调整胃肠功能。薄荷、紫苏、梅干、芥末、咖喱、茴香等食物，因为含有多种香料成分，可以促进肠道分泌消化液，同时也能舒缓肠道的紧张状态，帮助肠道顺利地进行消化，从而改善便秘。

代表食物：薄荷、紫苏、芥末、咖喱、梅干等。

四、易导致消化不良的食物

1. 肉类（五花肉、里脊肉）

肉类中完全不含膳食纤维，无法促进消化代谢。肉类中脂肪较多，不易消化，人类需要分泌较多胆汁来消化，否则食物易在肠内堆积腐败。

2. 动物性脂肪和人造奶油

动物性脂肪（如牛油、猪油、猪皮等），会刺激胆汁分泌，产生大量胆汁酸，并促使肠道内细菌繁殖，改变肠道菌群的生态平衡，使胆汁酸盐形成致癌物。人造奶油容易干扰免疫系统，并使肠壁的渗透性增强，使细菌容易穿过肠道内壁。

3. 白糖

白糖会促使细菌在肠道中迅速繁殖，使肠道内的大肠杆菌增生；且食用过多白糖很容易使血糖水平升高。

4. 酒精、刺激性食物

酒精、碳酸饮料或刺激性食物容易刺激肠黏膜，加重肠道负担，影响消化功能。若经常大量食用，容易患直肠癌与结肠癌。

5. 面包、蛋糕

食用以精制面粉做成的面包、蛋糕、糕点等，会使肠道消化不良，粪便变硬，对肠道健康有害而无益。

6. 油炸和烧烤食物

常吃油炸、烧烤食物，容易在体内产生致癌物，破坏肠道免疫系统。油炸食物会使肠道消化困难，影响代谢顺畅进行。若油炸使用的油脂不干净，很容易引发肠道代谢障等问题。

7. 烟熏、腌制食物

加工过的腌制食物在肠道中不容易消化，吃太多会增加肠道负担。若制作环境受细菌污染，人体食用后，容易导致肠道发炎。经常食用这类食物，不仅不易消化，容易积累毒素，且其中含有的亚硝胺化合物，会增加人体患癌风险。

8. 加工食物

加工食物在制作过程中会加入大量人工添加物，人体若长期摄取，会使毒素堆积肠道，影响肠道健康。例如方便面中含有许多防腐剂与色素添加物，容易破坏肠道免疫系统。

五、便秘患者的饮食误区

1. 多吃香蕉能通便

一般人都认为，香蕉是润肠的，其实只有熟透的香蕉才能有上述功能。如果多吃了生的香蕉，不仅不能够通便，反而会加重便秘。没有熟透的香蕉含较多鞣酸，对消化道有收敛作用，会抑制胃肠蠕动。通常来说，将香蕉放在透风处存放至表皮有黑斑，但内里质地并未改变时食用最好。

2. 多吃萝卜能通便

这是一个便秘饮食中常见的认识误区。便秘分为很多类型，如内热上火导致的热秘、脾肾亏虚和津液亏虚导致的虚秘等。在中老年人中，虚秘占的比例非常高。通俗地说，胃肠动力不足。而白萝卜有消食解气的作用，胀气性便秘食用确实管用。但对于中老年人来说，本来气就不足，再泻气，便秘就更重了。

3. 便秘时多吃水果、青菜

很多人一出现便秘或者粪便干燥就会想到多吃水果、青菜。其实，无论何种便秘，饮食治疗的第一条原则是补充膳食纤维素，但水果和青菜并不是食物中纤维素含量最高的，相反，水果、青菜所含纤维素的量在食谱里是较低的。

部分食物中每 100g 食物的纤维素含量：①菌藻类：蘑菇（31.1g）、银耳（30.4g）、紫菜（21.6g）、口蘑（17.2g）等；②大豆类：黄豆（12.5g）、芸豆（19g）、豌豆（5.6g）、绿豆（9.6g）等；③粗粮类：玉米面（11.0g）、燕麦类（10.3g）等；④水果、青菜类：梨（2.6g）、苹果（1.2g）、香蕉（1.2g）、草莓（1.1g）、大白菜（1.0g）、小白菜（0.6g）、菠菜（2.6g）、黄瓜（1.0g）、青椒（1.6g）等。

便秘时，膳食纤维素的治疗量每日需要 40~60g，也就是说，在治疗便秘时，每日需额外补充的膳食纤维素的量至少在 20~40g，而将此量折算成不同的水果和青菜，那将是多大的量啊！如果以每日额外补充 30g 纤维素为例，它相当于小白菜 5kg，大白菜 3kg，黄瓜 3kg，青椒 1.87kg，苹果 2.5kg，草莓 2.7kg，梨子 1.5kg。试想，谁能在每日正常的饮食之外，额外吃下这么多的青菜或者水果！所以，便秘时宜多吃含纤维素较高的菌藻类、豆类、粗粮类，而不是水果、青菜。

4. 膳食纤维要多吃

膳食纤维的确可以缓解便秘，但也会引起胀气和腹痛。胃肠功能差者多食反而会对肠胃道造成刺激。也并不是所有富含膳食纤维的食物都有通便作用，如山药性偏温热，吃多了反而加重便秘。

5. 油和肉都不能多吃

工业机械都需要润滑油的帮助，各个轴承才能够正常运转，人体也一样。因此便秘者需要稍微多吃些油，尤其是香油，以及它的"前身"芝麻。每天 1 勺，1 周内就可以改善便秘。至于肉，因为高蛋白食物对肠胃的刺激不足，便秘的人可以适当少吃。

6. 喝茶能通便

有些人认为茶能去火通便，但是便秘者不宜多喝。由于茶有收敛作用，喝多了会加重便秘。但是，便秘者一定要多喝水。普通人一天喝 1200ml 水，便秘者要喝到 2000ml，把这些水分成 8~10 次喝，可以保证肠道湿润，有助于缓解便秘。

第二章　护肠饮食方

第一节　主食方

主食是以稻米、糯米、玉米面、小麦面粉、黄豆面等米面主粮为基本原料，再加入一定量的食材配料经加工而制成的米饭及糕点等。

玉米番茄吐司

【原料】面包2片，芝士1片，玉米粒15克，番茄2片，火腿1片，奶油、黑胡椒适量。

【制作】一片面包涂上奶油，另一片铺上芝士片，放入烤箱，烤至芝士融化。将烤好的面包，依次放上沥干水分的玉米粒、番茄片和火腿。在火腿上撒少许黑胡椒，盖上另一片烤好的面包。

【用法】佐餐食用。

【功效】健胃整肠，利尿消炎。适用于便秘患者。

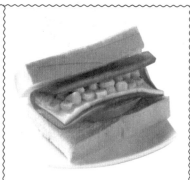

芝麻球

【原料】熟芝麻100克，莲蓉150克，澄面100克，糯米粉500克，猪油150克，糖175克，食用植物油适量。

【制作】澄面装碗，用开水烫后静置约20分钟后揉搓匀，制成澄面团。将部分糯米粉放在案板上，加入糖，注水和匀。再分次加入余下的糯米粉、清水拌匀，揉搓至纯滑，放入澄面团混匀，加入猪油，搓成长条，分成数个小剂子。莲蓉搓切小段，制成馅料。将小剂子压成饼状，放入馅料，收紧口，揉搓成圆球状，蘸上清水，滚上芝麻揉匀，制成芝麻球生坯，入煎锅煎至其呈金黄色。

【用法】佐餐食用。

【功效】润滑肠壁，促进肠道蠕动。适用于便秘患者。

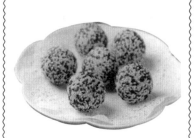

黄豆红薯糙米饭

【原料】黄豆45克，糙米100克，红薯1个。

【制作】将糙米与黄豆清洗干净，用清水浸泡2个小时。将红薯去皮切块，和糙米、黄豆一起放到电饭锅中，加适量清水煮成饭，食用。

【用法】佐餐食用。

【功效】清肠排毒，帮助排便。适用于便秘患者。

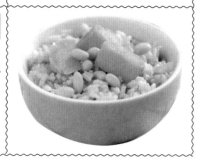

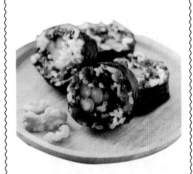

紫米芦笋卷

【原料】紫米、大米各 30 克，寿司海苔 2 张，芦笋 100 克，熟核桃 20 克，低脂色拉酱 4 小匙，食醋 1 大匙。

【制作】分别将紫米与大米洗净煮熟，再将两种米混合并拌入食醋后，放凉备用。将海苔对切。芦笋洗净汆烫后冰镇沥干。熟核桃磨成粉备用。将海苔略烤，放入混合米、芦笋、核桃粉及低脂色拉酱，卷好切段。

【用法】佐餐食用。

【功效】抗氧化，健脾补血。适用于便秘患者。

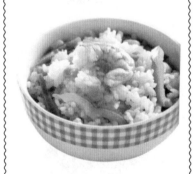

玉米鲜虾炒饭

【原料】虾 12 只，米饭 2 碗，玉米粒 120 克，青椒丝 40 克，橄榄油 1 大匙，料酒 1 大匙，食盐 1/2 大匙，胡椒粉少许。

【制作】虾去壳和虾线，洗净后备用。热锅加 1/2 匙油，加米酒、虾、食盐、胡椒粉用小火翻炒，盛盘备用。用同一锅加 1/2 匙油，加入玉米粒、青椒丝和米饭翻炒，再加调味好的虾续炒均匀，盛盘。

【用法】佐餐食用。

【功效】排除宿便，预防便秘。适用于便秘患者。

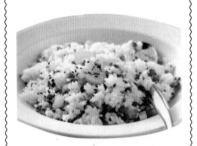

黑芝麻绿豆饭

【原料】绿豆 30 克，大米 40 克，西芹 50 克，黑芝麻 2 大匙。

【制作】将绿豆泡水 1 个小时，沥干备用。西芹洗净，撕除老筋后切丁。将大米和黑芝麻洗净备用。把泡好的绿豆、西芹丁、大米和黑芝麻放入电饭锅中，再加入和所有食材等量的水，煮熟。

【用法】佐餐食用。

【功效】养发滋阴，润肠通便。适用于便秘患者。

蔬菜猪肉水饺

【原料】圆白菜 150 克，饺子皮 20 片，韭菜、葱末、姜末、蒜末各 20 克，猪肉馅 200 克，饺子皮 400 克，橄榄油 1 大匙，香油、料酒、酱油各 1/2 大匙，食盐适量。

【制作】将圆白菜、韭菜洗净，切末备用。圆白菜加少许食盐，静置 10 分钟，出水后沥干备用。将猪肉馅、韭菜、葱、姜、蒜、剩余调味料与圆白菜拌匀，备用。用饺子皮包成饺子，煮熟。

【用法】佐餐食用。

【功效】健胃整肠，预防便秘。适用于便秘患者。

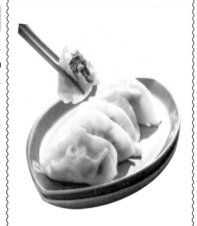

清香绿豆饭

【原料】绿豆 20 克，大米 140 克，白萝卜 20 克，食盐 1/4 小匙。

【制作】将绿豆洗净，泡水约 5 个小时，沥干水分。白萝卜洗净切丝，大米洗净沥干备用。将以上材料和 180 毫升水放入电饭锅内，稍加搅拌后按下开关蒸煮。开关跳起后，再加食盐拌匀。

【用法】佐餐食用。

【功效】帮助排便，促进胆固醇分解。适用于便秘患者。

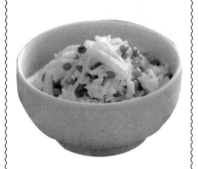

玉米煎饼

【原料】低筋面粉 60 克，鸡蛋 1 个，玉米粒、绿豆芽各 100 克，奶油、糖各 1 大匙，食盐 1/4 小匙，牛奶 50 毫升，自发粉 1 小匙。

【制作】所有材料与奶油以外的调味料加入容器，搅拌成面糊，静置 10 分钟。热锅加奶油，放上 1/5 的面糊，让面糊摊成有厚度的圆形，煎至金黄色后，再翻面续煎，将面糊全部煎完。

【用法】佐餐食用。

【功效】代谢排毒，提升免疫力。适用于便秘患者。

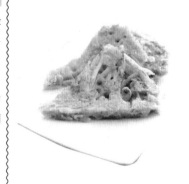

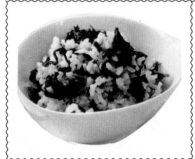

紫菜芝麻饭

【原料】黑芝麻 80 克，干紫菜 90 克。

【制作】将干紫菜剪成细丝。黑芝麻研磨成细粉末。将紫菜丝与黑芝麻粉混合，储存在瓶中，每餐取 2 匙与米饭拌匀食用。

【用法】佐餐食用。

【功效】清除废物，改善便秘。适用于便秘患者。

荞麦馒头

【原料】面粉 500 克，糖 70 克，酵母 5 克，泡打粉 5 克，荞麦粉 100 克，猪油 20 克，食用植物油适量。

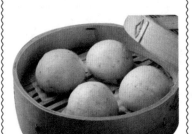

【制作】酵母装碗，用刮板将面粉开窝，糖放窝中，泡打粉撒面粉上。在碗中加面粉、清水拌匀。在面粉窝中倒水拌至糖溶化。加活化好的酵母捏散。刮入荞麦粉，加清水拌匀，揉搓成面团。猪油加入面团中，用擀面杖将面团擀成面片，再搓成均匀的长条，用刀切成大小相同的馒头生坯。把馒头生坯放在刷上食用植物油的蒸盘上发酵 30 分钟，待馒头生坯发酵好，用大火蒸 8 分钟至熟。

【用法】佐餐食用。

【功效】开胃宽肠，下气消积。适用于肥胖症、便秘患者。

番茄意大利面

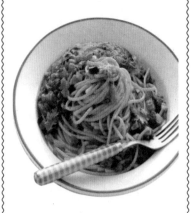

【原料】意大利面 350 克，大蒜 2 瓣，蘑菇、番茄各 80 克，橄榄油 2 大匙，食盐 1/2 小匙。

【制作】大蒜切末。蘑菇、番茄洗净切丁。意大利面用热水煮约 10 分钟，待面软后捞起备用。热锅加油，爆香蒜末，再放番茄丁、蘑菇丁翻炒，加煮面的水约 50 毫升略煮。加入意大利面，续炒至收汁后。

【用法】佐餐食用。

【功效】控制血压，保健肠胃。适用于便秘患者。

樱花虾牡蛎焗饭

【原料】米饭 2 碗，牡蛎 60 克，乳酪丝 2 克，樱花虾、柴鱼片、海苔丝各 1 克，食盐 1/2 小匙。

【制作】将牡蛎洗净，放入滚水中汆烫 1 分钟，捞起沥干备用。米饭放进焗烤盘中，摆上牡蛎，铺乳酪丝，放入烤箱以 250℃烤 8 分钟。取出，撒上樱花虾、柴鱼片、海苔丝。

【用法】佐餐食用。

【功效】抗衰老，解毒。适用于便秘患者。

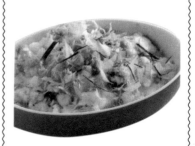

茄汁鸡肉盖饭

【原料】小番茄 4 个，鸡腿肉 80 克，黄瓜 20 克，生菜 2 片，蒜 2 瓣，米饭 1 碗，橄榄油 1 大匙，食盐、胡椒粉各适量，奶油少许。

【制作】将米饭以外的材料洗净，切小块。大蒜切片，备用。热锅加油，爆香蒜片，再加鸡肉、食盐和胡椒粉，炒熟鸡肉。加入米饭、番茄炒匀，盛盘，再均匀地摆上小黄瓜和生菜。

【用法】佐餐食用。

【功效】改善肠道，预防便秘。适用于便秘患者。

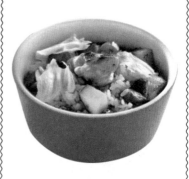

韭菜豆渣饼

【原料】鸡蛋 120 克，韭菜 100 克，豆渣 90 克，玉米粉 55 克，食盐 3 克，食用植物油适量。

【制作】将洗净的韭菜切成粒。用油起锅，倒入切好的韭菜，翻炒至断生，放入备好的豆渣，炒香，加入少许食盐，炒匀，装盘待用。鸡蛋打散，加入少许食盐调匀，再放入炒好的食材，搅拌匀，撒上玉米粉调匀，制成豆渣饼面糊。煎锅中注油烧热，倒入调好的面糊，摊开、铺匀，煎至两面熟透、呈金黄色后分小块，摆好盘。

【用法】佐餐食用。

【功效】益肝健胃，润肠通便。适用于便秘患者。

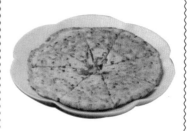

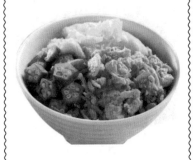

三色盖饭

【原料】秋葵 80 克，米饭 300 克，咸鲑鱼 80 克，鸡蛋 4 个，糖 2 小匙，食盐 1/2 小匙，酱油 1 小匙，橄榄油适量。

【制作】咸鲑鱼放入烤箱烤 5 分钟，烤熟后取出，压碎。秋葵洗净，用食盐略搓，烫熟沥水，切片备用。将鸡蛋和所有调味料拌匀成蛋液，入锅以小火炒拌，待蛋液呈蛋松状，再放入秋葵、咸鲑鱼稍炒拌，铺在米饭上。

【用法】佐餐食用。

【功效】健胃整肠，消除疲劳。适用于便秘患者。

荷叶芋头饭

【原料】米饭 500 克，香芋 100 克，鲜香菇 30 克，水发荷叶 3 张，蒜末、葱白各少许食盐 3 克，生抽、蚝油、料酒、水淀粉、食用植物油各适量。

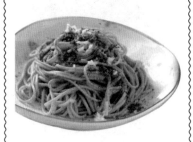

【制作】去皮香芋切小块，香菇切丁。荷叶切取半张，煮 2 分钟，捞出沥干。用油起锅，将蒜、葱爆香，倒香菇、芋头翻炒，淋料酒、清水煮沸后用小火，加食盐、生抽、蚝油，大火收汁，水淀粉勾芡装盘。米饭加荷叶中制成荷叶饭团，入蒸锅用小火蒸 20 分钟。将炒好的菜肴扣在荷叶饭上。

【用法】佐餐食用。

【功效】增强免疫力，加快粪便排出。适用于便秘患者。

清爽全麦凉面

【原料】全麦面条 200 克，姜 10 克，芝麻粉 5 克，苹果醋 2 大匙，糖 1 小匙，香油适量。

【制作】姜切末，备用。热锅加 4 杯水煮滚，把面条放入滚水中煮熟，捞起放凉。将所有调味料调匀，淋在面上，再撒上芝麻粉和姜末。

【用法】佐餐食用。

【功效】排除脂肪，降胆固醇。适用于便秘患者。

甘薯糙米饭

【原料】糙米 120 克，甘薯 80 克，水 2 杯。

【制作】糙米洗净，放入电饭锅内，加 2 杯水，备用。甘薯洗净，去皮切小块，放入锅内，将甘薯与糙米拌匀。按下电饭锅的开关，开始煮饭，待饭煮熟后，稍加翻搅。

【用法】佐餐食用。

【功效】润滑肠道，保护血管。适用于便秘患者。

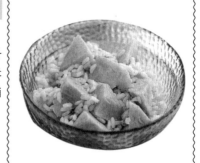

香菇糙米饭

【原料】糙米 120 克，虾米 10 克，圆白菜 75 克，干香菇 20 克，橄榄油、食盐各 2 小匙。

【制作】糙米泡水 2 个小时后，加水 1.5 量米杯倒入电锅中煮熟。虾米、干香菇泡水至软。将香菇、圆白菜切丝。在锅中加油爆香，虾米、香菇丝、圆白菜丝，翻炒，再加糙米饭拌炒均匀。加食盐炒匀，食用。

【用法】佐餐食用。

【功效】通血流，促排便。适用于便秘患者。

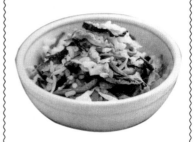

全麦香葱三明治

【原料】全麦面包 3 片，洋葱末 15 克，酸黄瓜 30 克，番茄 2 片，生菜、火腿、芝士片各 1 片，奶油 1/3 小匙，黑胡椒、食盐适量。

【制作】面包涂上奶油，铺生菜、火腿、洋葱末，放一片面包，放酸黄瓜、番茄片、芝士片，撒黑胡椒和食盐，盖一片面包。放入烤箱，烤到表面呈金黄色取出，对角切三明治。

【用法】佐餐食用。

【功效】安定神经，消除压力。适用于便秘患者。

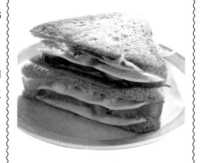

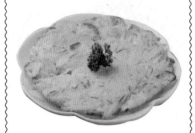

洋葱土豆饼

【原料】洋葱 60 克，土豆 200 克，面粉 50 克，食盐 4 克，香油 5 毫升，食用植物油适量。

【制作】土豆、洋葱切成丝。锅加水烧开，放食盐，淋入少许食用植物油，倒土豆丝、洋葱，煮至食材断生后捞出，沥干水分。洋葱、土豆装碗中，加食盐、香油，放入面粉拌匀。取一盘子，倒少许食用植物油，放入加工好的洋葱和土豆，压成饼状，抹上香油，制成土豆饼生坯。将土豆生坯煎至两面金黄。

【用法】佐餐食用。

【功效】理气和胃，温中通阳。适用于便秘患者。

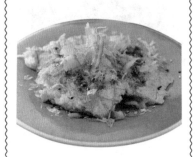

金薯芝麻煎饼

【原料】甘薯 250 克，鸡蛋 1 个，低筋面粉 50 克，芝麻 15 克，橄榄油 2 大匙，食盐 1/2 大匙，糖 1/4 小匙。

【制作】甘薯洗净去皮，切丝，放入容器中，加食盐抹匀，放置 10 分钟备用。鸡蛋打入碗中，搅匀备用。甘薯中加入低筋面粉、糖和芝麻，再分次加入 1/2 杯水，拌匀后，加入蛋液继续搅拌。热锅加油，分次加入面糊，压成饼状，煎到饼呈金黄色。

【用法】佐餐食用。

【功效】刺激肠道蠕动，促进排毒。适用于便秘患者。

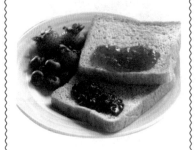

麦香莓果面包

【原料】草莓果酱、蓝莓果酱适量，全麦面包 2 片。

【制作】将 2 片面包放进烤面包机，待面包跳起，面包呈金黄色，取出备用。取 1 片面包涂上草莓果酱，另外 1 片面包均匀地涂上蓝莓果酱，合在一起，食用。

【用法】佐餐食用。

【功效】补充体力，防止便秘。适用于便秘患者。

薏苡仁山药糕

【原料】薏苡仁、蓬莱米各 50 克，山药 100 克，籼米 250 克，香菜叶 3 克，食盐 1/2 小匙，糖、酱油各 1 小匙，胡椒粉 1/6 小匙。

【制作】薏苡仁泡水 4 个小时。山药切小丁。将蓬莱米与籼米泡水 2 个小时，沥干放入果汁机中，加 400 毫升水分次搅匀，加调味料拌匀。将薏苡仁、山药放入锅中加 500 毫升的水煮沸后滚 3 分钟，倒入做两种米的米浆中拌匀。倒入模具以大火蒸 40 分钟，冷却倒出，切片煎熟，撒上香菜叶。

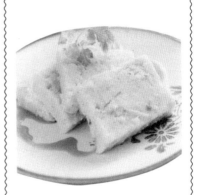

【用法】佐餐食用。

【功效】健脾祛湿，保护肠胃。适用于便秘患者。

双豆胚芽饭

【原料】土豆 60 克，胚芽米 300 克，黄豆 50 克，食盐 2 克。

【制作】将黑豆与黄豆清洗干净，沥干水分。将锅烧热，放入黑豆与黄豆，小火干煎约 15 分钟后熄火放凉。将胚芽米放入电饭锅中加入温开水放置 2 个小时。将煎干的黑豆、黄豆放入装有胚芽米的电饭锅中，加食盐混合。开关跳起时，搅拌翻动，盖上锅盖焖 10 分钟左右。

【用法】佐餐食用。

【功效】高纤排毒，整肠通便。适用于便秘患者。

香葱意面

【原料】洋葱 50 克，绿豆芽、意大利面（意面）100 克，蒜末 15 克，油葱酥、葱各 10 克，橄榄油 1 大匙，醋 1/4 小匙，酱油 1/2 小匙。

【制作】意面用热水煮熟，捞起过凉。绿豆芽去须。葱切末，洋葱切丁。热锅加油，放洋葱、油葱酥、蒜末、醋和酱油翻炒，洋葱变软，加绿豆芽续炒。加意面炒匀，撒葱末。

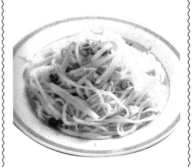

【用法】佐餐食用。

【功效】清血解毒，润燥通便。适用于便秘患者。

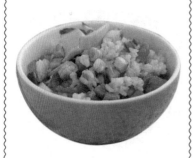

核桃炒饭

【原料】核桃仁 40 克，洋葱 10 克，四季豆、胡萝卜各 30 克，圆白菜 100 克，白饭 1 碗半，蛋清 1 个。胡椒粉、食盐各 1/4 小匙，低钠酱油、糖各 1/2 小匙，色拉油 1 小匙。

【制作】将核桃仁用烤箱烤至微金黄色取出。四季豆、胡萝卜和洋葱洗净切小丁。圆白菜洗净切丝。热锅加油，倒入蛋清炒散，加洋葱丁快速炒香。倒入白饭、其余调味料及其他食材炒熟。

【用法】佐餐食用。

【功效】益气养血，润肠通便。适用于便秘患者。

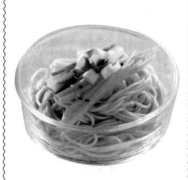

香油拌面

【原料】全麦面条 150 克，胡萝卜 10 克，小黄瓜 1 根，小葱 2 根，芝麻适量，香油 1 大匙，酱油 1 小匙。

【制作】取锅加水，将全麦面条煮熟，加香油和酱油拌匀，备用。胡萝卜、小黄瓜洗净，刨丝。葱洗净切末，加入面条中拌匀，再撒上芝麻。

【用法】佐餐食用。

【功效】高纤通便，排出毒素。适用于便秘患者。

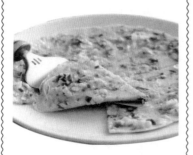

香葱海鲜煎饼

【原料】墨鱼 50 克，虾 4 只，小葱 3 根，鸡蛋 2 个，面粉 200 克，水 1 杯，橄榄油 1 大匙，食盐、胡椒粉各少许。

【制作】墨鱼洗净切末。虾去壳和虾线，洗净切丁。葱洗净切末，备用。将面粉、水、食盐、胡椒粉加蛋拌匀，再加入墨鱼、虾、葱继续拌匀。热锅加油，倒入上述食材，用中火煎至呈金黄色，盛盘。

【用法】佐餐食用。

【功效】润肠通便，排出毒素。适用于便秘患者。

豆皮糙米饭

【原料】豆皮 2 片，芹菜 10 克。毛豆 25 克，糙米 100 克，橄榄油 1 小匙，食盐适量。

【制作】将豆皮切片。芹菜洗净去老筋切段。将豆皮片放入滚水中烫熟。芹菜段略烫过，毛豆放入滚水中煮熟。将糙米放入电锅中，加适量清水煮成饭。豆皮片、芹菜、毛豆料拌入糙米饭中，加适量食盐，淋上橄榄油拌匀。

【用法】佐餐食用。

【功效】清除宿便，高纤清肠。适用于便秘患者。

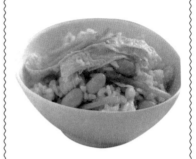

青花荞麦面

【原料】西兰花 50 克，胡萝卜 20 克，荞麦面 50 克，低脂牛奶 100 毫升，食盐 1/4 小匙，面粉 2 小匙。

【制作】取锅加水，水滚后放入荞麦面，煮熟备用。胡萝卜洗净，去皮切丁，和洗净的西兰花分别氽烫熟，捞起备用。面粉过筛，和食盐、牛奶拌匀，放入锅中略煮，加入备用食材，煮滚后食用。

【用法】佐餐食用。

【功效】降脂清肠，高纤利便。适用于便秘患者。

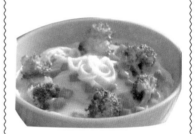

菠菜西红柿糙米饭

【原料】菠菜 80 克，西红柿 1 个，洋葱半个，糙米 90 克，食盐、胡椒、食用植物油各适量。

【制作】将菠菜洗净切段。西红柿洗净，去蒂切小块。糙米洗净后浸泡 2 个小时。将洋葱去皮切小块，入热油锅中炒软，再放入菠菜段一起炒。加入 2 杯清水和西红柿块一起煮。加糙米、食盐与胡椒，盖上锅盖煮熟。

【用法】佐餐食用。

【功效】促进消化，润肠通便。适用于便秘患者。

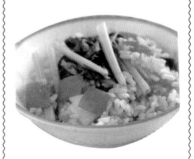

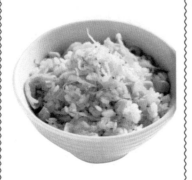

香芹炒饭

【原料】米饭 400 克，鸡蛋 2 个，西芹 100 克，银鱼 20 克，玉米粒 30 克，大蒜 1 瓣，橄榄油、酱油各 1 大匙，食盐、胡椒粉各适量。

【制作】西芹洗净切末。大蒜切片，银鱼洗净，备用。鸡蛋打散，加食盐和胡椒粉拌匀备用。热锅加 1/2 大匙油，放入蛋液快炒成散蛋，盛盘备用。用原锅，加 1/2 大匙油，爆香蒜片，将银鱼翻炒至酥，再加米饭、西芹、大蒜、散蛋和玉米粒用大火翻炒，加酱油炒匀。

【用法】佐餐食用。

【功效】调压降压，通便护肠。适用于便秘患者。

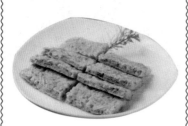

苋菜饼

【原料】面粉 400 克，鸡蛋 120 克，苋菜 90 克，葱少许，食盐、香油、食用植物油适量。

【制作】锅中注水烧开，放苋菜，煮约半分钟捞出沥干，切粒。鸡蛋打散、调匀，放入苋菜，撒上葱花，加食盐拌匀，倒面粉快速搅拌，淋香油，搅拌，制成苋菜面糊。油锅烧热，倒入苋菜面糊，摊开，小火略煎至呈饼状，煎至其两面熟透、呈金黄色，切分成小块。

【用法】佐餐食用。

【功效】防治便秘，降低血压。适用于便秘患者。

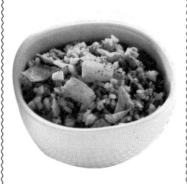

鲜蔬菠萝炒饭

【原料】鸡蛋 2 个，葱末 20 克，猪肉馅 150 克，菠萝块、洋葱末各 200 克，米饭 2 碗，橄榄油 2 小匙，咖喱粉 2 大匙，食盐、胡椒粉、醋各适量。

【制作】鸡蛋打散。热锅加 1 小匙油，放入葱末爆香，放入鸡蛋液炒散备用。热锅加 1 小匙油，放入洋葱末、猪肉馅、米饭和剩余调味料翻炒后，加鸡蛋液续炒。放菠萝块，炒匀。

【用法】佐餐食用。

【功效】促进通便，预防老化。适用于便秘患者。

苦菊玉米饼

【原料】玉米粉 100 克，肉末 90 克，苦菊 80 克，鸡蛋 50 克，香菇 30 克，葱花少许，食盐 3 克，料酒、生抽各 3 毫升，食用植物油适量。

【制作】苦菊切细末，香菇切丁。鸡蛋打散、调匀。用油起锅，倒肉末炒至肉质松散，放香菇、苦菊快速炒匀，淋入料酒、生抽炒香炒透，制成馅料。取一大碗，放入炒熟的馅料，加入蛋液拌匀，撒上玉米粉拌匀，撒上葱花，加食盐，制成面糊。油锅烧热，倒入面糊摊开、铺匀呈圆饼状，煎至两面熟透、呈金黄色，切成小块装盘。

【用法】佐餐食用。

【功效】清热消炎，防止便秘。适用于便秘患者。

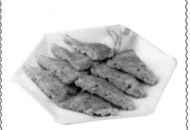

全麦南瓜薄饼

【原料】全麦面粉 160 克，杏仁片 30 克，南瓜泥 120 克，奶油 2 大匙，食盐 1/2 小匙，枫糖 1/4 小匙。

【制作】将全麦面粉、杏仁片、南瓜泥、食盐、枫糖全部放入容器中，拌匀成面糊，备用。热锅加奶油，用汤匙将面糊放到锅中，压成薄饼状，再将其两面煎熟。

【用法】佐餐食用。

【功效】增强免疫力，加速排毒。适用于便秘患者。

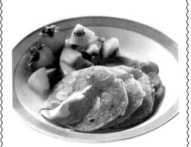

红枣燕麦饭

【原料】燕麦、大米各 50 克，红枣 15 颗。

【制作】将燕麦洗净，泡水 2 个小时。将大米洗净。红枣洗净去核。将所有材料放入电饭锅中，加入约 220 毫升的水烹煮成饭。

【用法】佐餐食用。

【功效】滋补肠道，预防肠道病变。适用于便秘患者。

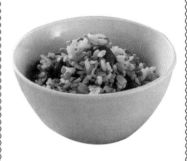

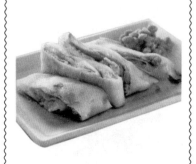

纳豆玉米蛋饼

【原料】纳豆60克，玉米粒30克，葱花10克，鸡蛋2个，蛋饼皮2张，橄榄油2小匙。

【制作】将纳豆与鸡蛋、玉米粒拌匀备用。炒锅烧热后加油，放入葱花炒香，倒入纳豆与鸡蛋、玉米铺平，再盖上蛋饼皮煎熟后翻面，煎至饼皮呈金黄色时，卷起盛盘。

【用法】佐餐食用。

【功效】降脂通便，调整肠胃。适用于便秘患者。

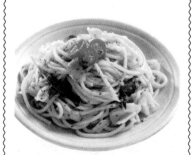

鲜蔬意大利面

【原料】红葱碎、蒜末各30克，意大利面200克，圆白菜4片，罗勒末适量，橄榄油1大匙，蛋黄酱2大匙，食盐、胡椒粉、柠檬汁各1小匙。

【制作】圆白菜洗净，切小片备用。热锅加油，炒香红葱碎和蒜末。取锅加水煮滚，加少许食盐，放入意大利面，快熟时，加入圆白菜续煮约2分钟，捞起沥干水分。将红葱碎、蒜、意大利面、圆白菜倒入碗中，加入剩余的调味料拌匀，撒上罗勒末。

【用法】佐餐食用。

【功效】滋补养颜，润肠通便。适用于便秘患者。

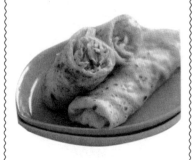

苹果肉桂卷

【原料】苹果300克，墨西哥饼皮2张，脱脂乳酪50克，代糖2大匙，肉桂粉2小匙。

【制作】将苹果洗净去皮切片，加入调味料拌匀。墨西哥饼皮上依序铺乳酪和苹果片，卷起。放入烤箱用180℃烤熟。

【用法】佐餐食用。

【功效】降低胆固醇，润肠通便。适用于便秘患者。

元气全麦馒头

【原料】鸡蛋 2 个，洋葱 10 克，全麦馒头 2 个，小黄瓜 3 片，葱 5 克，金枪鱼罐头 60 克，橄榄油 1/2 匙。

【制作】将蒸好的全麦馒头从中间对切。小黄瓜洗净切片。鸡蛋打成蛋液，洋葱、葱洗净切末，和蛋液拌匀，备用。热锅加油，均匀倒入蛋液，煎熟备用。将蛋、金枪鱼和小黄瓜夹在馒头中。

【用法】佐餐食用。

【功效】润肠排毒，镇定神经。适用于便秘患者。

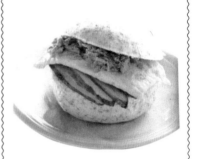

南瓜鸡肉面线

【原料】南瓜丁、鸡肉各 100 克，黄甜椒 1 个，罗勒叶 20 克，大蒜末 10 克，面线 3 小束，食盐 1 小匙，橄榄油 2 小匙。

【制作】将面线放入滚水中煮熟，捞出放入冰水中浸泡，备用。将南瓜丁和鸡肉洗净备用。将黄甜椒洗净，去籽和蒂，切丁。热锅放油，爆香大蒜末，依序放入鸡肉、南瓜丁、黄甜椒丁炒软，加食盐及罗勒叶拌匀。将面线加入上述食材中拌匀。

【用法】佐餐食用。

【功效】降低血糖，美容减肥。适用于便秘患者。

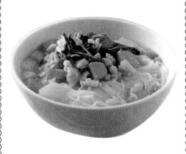

海带拌乌冬面

【原料】熟乌冬面 200 克，海带芽、生菜各 20 克，玉米粒 30 克，鸡蛋 2 个，酱油、香油、水各 1 大匙，芝麻、葱末各 1 小匙。

【制作】将鸡蛋煮熟，用汤匙压碎，备用。海带芽洗净后，放入热水烫熟，捞起沥干备用。生菜洗净，撕成小块，备用。将熟乌冬面盛入碗中，加入碎蛋、海带芽、玉米粒、生菜拌匀，食用时再蘸搅拌均匀的调味料。

【用法】佐餐食用。

【功效】预防便秘，聪明健脑。适用于便秘患者。

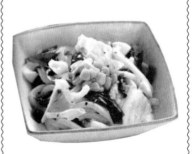

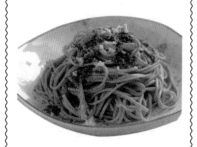

醋拌荞麦凉面

【原料】荞麦面 200 克，姜末、芝麻粉各 1 小匙，苹果醋 3 大匙，淡酱油 2 小匙，糖、麻油各 1 小匙，胡椒粉少许。

【制作】将所有调味料拌匀制成调料汁。将荞麦面放入滚水中煮熟，沥干后盛盘。将调料汁淋在荞麦面上，撒上芝麻粉与生姜末食用。

【用法】佐餐食用。

【功效】促进肠道蠕动，强健血管。适用于便秘患者。

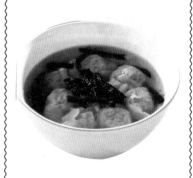

紫菜馄饨

【原料】紫菜 20 克，馄饨皮 20 片，猪肉馅 80 克，小葱 2 根，水 3 杯，食盐 1 小匙，糖、醋各半小匙，胡椒粉、香油各适量。

【制作】葱洗净切末。紫菜切条，备用。将葱末、食盐、糖、醋各半小匙、香油和猪肉馅拌匀。将馅料包进馄饨皮，备用。热锅加 3 杯水，用大火煮沸，加入馄饨煮熟，放入紫菜，再加入食盐半小匙、胡椒粉和香油调味。

【用法】佐餐食用。

【功效】清热解毒，防衰补铁。适用于便秘患者。

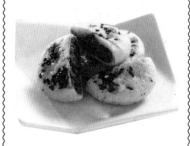

香煎红豆饼

【原料】中筋面粉 80 克，杏仁果 12 颗，芝麻适量，红豆沙 40 克，橄榄油 2 大匙，食盐半小匙。

【制作】将面粉、食盐和水 50 毫升拌匀，揉成面团，静置 40 分钟，分成四等份，备用。敲碎杏仁果，和红豆沙拌匀包入面中，捏压成圆饼，再撒上芝麻。热锅加油，放入做好的饼，用小火慢煎，煎至两面皆呈金黄色。

【用法】佐餐食用。

【功效】消炎解毒，养气补血。适用于便秘患者。

茼蒿萝卜干炒饭

【原料】米饭 150 克，茼蒿 80 克，萝卜干 40 克，胡萝 140 克，水发香菇 35 克，葱花少许，食盐 3 克，食用植物油适量。

【制作】原料洗净，切成丁。萝卜干、胡萝卜、香菇丁放开水中煮约半分钟，捞出沥干。用油起锅，放入茼蒿，用大火翻炒至变软，倒入备好的米饭。再放入焯过水的萝卜干、胡萝卜、香菇翻炒，加入食盐，炒匀调味。撒上葱花，快速炒至米饭入味。

【用法】佐餐食用。

【功效】健脾胃，润肠道，降血压。适用于高血压、便秘患者。

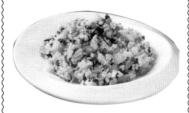

香葱黄豆饼

【原料】豆腐 150 克，小葱 1 根，洋葱 50 克，水煮黄豆 50 克，金枪鱼罐头 20 克。橄榄油 2 大匙，水淀粉 1 大匙，食盐 1/2 小匙，胡椒粉适量。

【制作】豆腐去水，小葱洗净，切末。洋葱去皮切末，备用。压碎水煮黄豆，再与洋葱末、豆腐、金枪鱼和淀粉、食盐、胡椒粉充分混合。热锅加油，将混合食材放入锅中，压成圆饼，煎至两面呈金黄色起锅，撒上葱末点缀。

【用法】佐餐食用。

【功效】改善肠道，保护血管。适用于便秘患者。

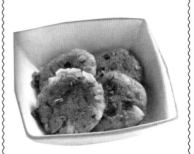

健康五谷饭团

【原料】糙米、紫米、燕麦、薏米各 30 克，水 3 杯，食盐 1 小匙。

【制作】材料洗净，浸泡约 1 小时，放进饭锅，加 3 杯水，煮熟后，放入大碗，加食盐拌匀，待凉。捏成饭团状。

【用法】佐餐食用。

【功效】燃脂解秘，帮助消化。适用于便秘患者。

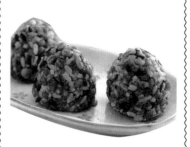

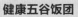

三鲜豆芽拌面

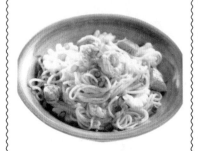

【原料】豆芽 100 克，鱼片 50 克，虾 8 只，墨鱼 30 克，葱 10 克，面条 200 克，橄榄油 1 大匙，醋、食盐各 1 小匙，香油、胡椒粉各适量。

【制作】除面条外的材料洗净，豆芽去须。墨鱼切段，虾去壳和虾线，备用。热锅加水，将面条放入水中煮熟后捞起，沥干备用。热锅加油，放入葱末爆香，加鱼片、豆芽、虾、墨鱼翻炒，再放入面条和剩余调味料炒匀。

【用法】佐餐食用。

【功效】补充体力，消脂减肥。适用于便秘患者。

泡菜炒饭

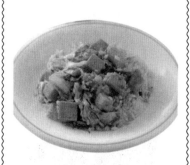

【原料】泡菜 30 克，米饭 2 碗，素火腿肉 20 克，小白菜 10 克，食盐 1/3 小匙，黑胡椒、食用植物油各少许。

【制作】将素火腿肉切丁。白菜清洗干净切段。锅中放入油烧热，放入泡菜快速拌炒，将白菜段与素火腿丁放入一起炒。将米饭放入锅中，以大火快炒，加入其余调味料炒匀食用。

【用法】佐餐食用。

【功效】预防便秘，降胆固醇。适用于便秘患者。

山药酥

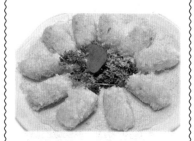

【原料】怀山药 250g，黑芝麻 15g，糖 100g，食用植物油适量。

【制作】将怀山药洗净，去皮，切成菱角块，放入六成热的油锅当中，炸至外硬中软，浮上油面时捞出。将炒锅上旺火，烧热后用植物油滑锅，放入糖，加水少许使之溶化至糖汁成米黄色时，推入炸怀山药块，并不停地翻炒，使外面包上一层糖浆，撒上炒香的黑芝麻。

【用法】当点心食用。

【功效】健脾益肾，润肠通便。适用于肾虚型便秘。

第二节 粥、羹方

粥、羹是以各种食品为基本原料，再配上一定比例的中药材，经煮制而成的食品。粥、羹制作方便，非常适合家庭应用，是一种老幼皆宜，值得推广的药膳饮食。

香蕉糯米粥

【原料】香蕉 2 根，糯米 80 克，冰糖 1 大匙。

【制作】将香蕉去皮切小块。将糯米清洗干净，放入锅中，加入清水熬煮成粥。煮滚后，放入香蕉块续煮，再加冰糖调味，以小火煮滚后，食用。

【用法】佐餐食用。

【功效】促进消化，健脾益胃。适用于便秘患者。

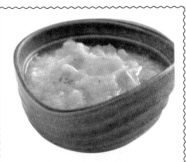

健康南瓜粥

【原料】南瓜 220 克，大米 60 克。

【制作】将南瓜洗净，去皮、瓤、籽后，切块。将南瓜块与洗净的大米，一起放入锅中，加入适量清水熬煮成粥。

【用法】佐餐食用。

【功效】抗衰老，补血通便。适用于便秘患者。

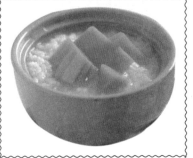

苁蓉枸杞粥

【原料】肉苁蓉 7 克，枸杞 10 克，水发大米 150 克。

【制作】砂锅注入适量的清水烧开，倒入肉苁蓉，盖上盖，小火炖 10 分钟至药性析出，掀开盖子，将药渣捞干净。倒入备好的大米，搅匀后放入枸杞，搅拌均匀，盖上盖，小火再炖 30 分钟，掀开盖，持续搅拌片刻。将煮好的粥盛出装入碗中，食用。

【用法】佐餐食用。

【功效】健脾开胃，预防便秘。适用于便秘患者。

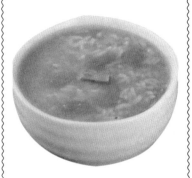

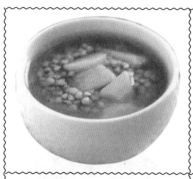

荞麦山药粥

【原料】荞麦90克，山药50克，糖1小匙。

【制作】将荞麦清洗干净。山药洗净去皮切小块。将荞麦与山药块放入锅中，加清水煮成粥，放糖调味食用。

【用法】佐餐食用。

【功效】润肠补胃，促进消化。适用于便秘患者。

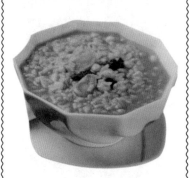

生地黄玉米粥

【原料】西洋参10克，鲜玉米粒80克，生地黄10克，水发大米150克。

【制作】砂锅中注入适量清水烧开，倒入洗净的大米，放入洗好的生地黄、西洋参，再倒入洗净的玉米粒，搅拌匀，至食材散开，盖上盖，煮沸后用小火煮约30分钟，至食材熟透。取下盖子，盛出煮好的生地黄玉米粥装在汤碗中。

【用法】佐餐食用。

【功效】滋补津液，辅助排便。适用于便秘患者。

猪肠白菜粥

【原料】水发大米200克，粉肠150克，大白菜120克，姜片、葱花各少许，食盐4克，胡椒粉2克，料酒6毫升，香油适量。

【制作】将洗净的大白菜切成细丝。洗净的粉肠切成小段，腌渍10分钟。砂锅中注水烧开，倒入洗净的大米，煮沸后用小火煮约30分钟至米粒熟软，撒上姜片，放入白菜，转大火煮至将沸时下入粉肠拌匀，改用中火煮约3分钟至食材熟透。加食盐、胡椒粉，淋入少许香油，拌匀，撒上葱花。

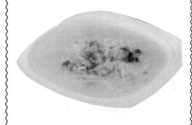

【用法】佐餐食用。

【功效】通便排毒，护肤养颜。适用于便秘患者。

萝卜糯米粥

【原料】新鲜白萝卜 750 克，糯米 10 克。

【制作】新鲜白萝卜洗净，切成薄片，捣碎取汁，每次 100 毫升。糯米淘洗干净。加水如常法煮成粥。

【用法】每日 1 剂，作早、晚餐代主食温热服用。

【功效】止渴利浊行气。适用于各种类型的糖尿病、便秘患者。

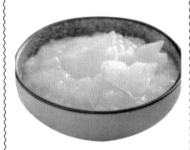

当归黄芪核桃粥

【原料】当归 7 克，黄芪 6 克，核桃 20 克，枸杞 8 克，水发大米 160 克。

【制作】砂锅注水烧开，放入黄芪和当归，盖上盖，小火炖 15 分钟，掀开盖子，捞去药渣。将核桃、枸杞倒入药汁内，放入大米，搅匀，盖上盖，小火再炖 30 分钟至熟。掀开盖子，搅拌片刻，将煮好的粥盛出装入碗中。

【用法】佐餐食用。

【功效】润滑肠道，补血通经。适用于便秘患者。

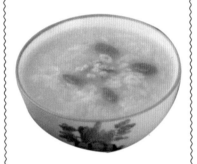

魔芋糙米粥

【原料】魔芋 180 克，糙米 100 克。

【制作】将魔芋切成小块，以热水汆烫。糙米洗净。将糙米与魔芋块一起放入锅中，加入适量清水煮成粥。

【用法】佐餐食用。

【功效】通肠健胃，降低胆固醇。适用于便秘患者。

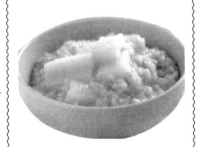

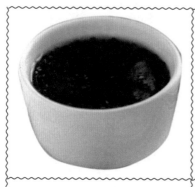

玉米芝麻羹

【原料】黑芝麻 90 克，玉米粉 40 克，糖 3 克。

【制作】将黑芝麻洗净倒入锅中，加适量清水搅拌后，以小火煮滚。将玉米粉与水搅匀，倒入黑芝麻糊中，并加入糖拌匀，再煮 5 分钟，饮用。

【用法】佐餐食用。

【功效】润肠通便，高纤排毒。适用于便秘患者。

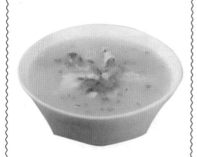

当归党参猪心粥

【原料】猪心 100 克，当归 3 克，党参 5 克，水发大米 150 克，姜丝、葱花各少许，食盐 3 克，料酒 4 毫升，水淀粉 3 毫升。

【制作】猪心切片，放入食盐、料酒、水淀粉拌匀，腌渍 10 分钟。锅中注水烧开，放入洗净的大米、当归、党参拌匀，用小火煮 30 分钟，放入猪心片拌匀，下入适量姜丝，拌匀，煮约 1 分钟。放入适量食盐拌匀，调味后盛入大碗中，撒上葱花。

【用法】佐餐食用。

【功效】滋阴通便，安神定惊。适用于失眠、便秘患者。

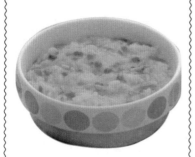

绿豆杏仁甜粥

【原料】绿豆 60 克，薏苡仁 120 克，杏仁片 20 克，水 800 毫升，白糖 40 克。

【制作】将绿豆、薏苡仁洗净后，泡水 4 个小时备用。将绿豆、薏苡仁及 800 毫升水放入锅中，用大火煮滚之后，转小火炖煮。将杏仁放入烤箱烘烤，待表面呈金黄色后取出。待绿豆及薏苡仁熟软后，加糖调味拌匀，食用前撒上杏仁。

【用法】佐餐食用。

【功效】促进代谢，排泄毒素。适用于便秘患者。

党参枸杞乌鸡粥

【原料】乌鸡块 200 克，党参 8 克，枸杞 5 克，水发大米 120 克，姜丝、葱花各少许，食盐 4 克，胡椒粉少许，料酒 4 毫升，食用植物油。

【制作】乌鸡块加食盐，淋入适量料酒拌匀，腌渍约 15 分钟至入味。锅中注水烧开，倒入洗净的大米、党参、枸杞拌匀，淋入少许食用植物油，煮沸后用小火煮 30 分钟。撒上姜丝，倒入乌鸡块拌匀，用小火续煮 15 分钟至全部食材熟透。加食盐，撒上少许胡椒粉拌匀，撒上葱花。

【用法】佐餐食用。

【功效】滋阴润肠，益肝补虚。适用于便秘患者。

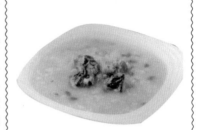

绿豆花生粥

【原料】花生仁、绿豆各 30 克，大米 20 克，食盐 1/2 小匙。

【制作】将大米、绿豆泡水 3 个小时。花生仁泡水一夜。汤锅加入适量水煮沸，把大米、绿豆和花生仁放入，一边搅拌，一边以小火熬煮至熟。加食盐调味。

【用法】佐餐食用。

【功效】清热解毒，消暑益气。适用于便秘患者。

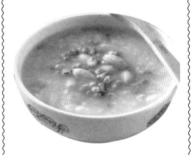

荞麦豌豆粥

【原料】荞麦 150 克，豌豆、大米各 120 克。

【制作】将荞麦、豌豆、大米清洗干净。把全部材料放入锅中，一起熬煮成粥，食用。

【用法】佐餐食用。

【功效】高纤清肠，调节血糖。适用于便秘患者。

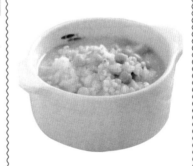

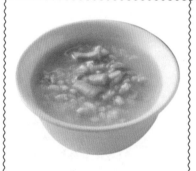

四季豆小麦粥

【原料】四季豆 30 克，小麦 80 克，水 350 毫升。

【制作】将四季豆洗净去头尾及粗丝，切段备用。小麦洗净，浸泡水 6 个小时，沥干备用。取锅加水煮滚，放入小麦，续煮约 30 分钟。放入四季豆煮熟。

【用法】佐餐食用。

【功效】平稳血糖，通便养心安神。适用于便秘患者。

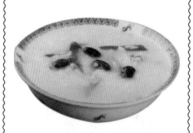

麦冬竹叶粥

【原料】麦冬 3 克，红枣 10 克，竹叶少许，水发大米 200 克，食盐 3 克，食用植物油适量。

【制作】砂锅中注入 900 毫升清水，用大火烧开，倒入大米拌匀，下入洗净的红枣、麦冬，再放入少许洗好的竹叶，用锅勺搅拌均匀，倒入适量食用植物油，盖上盖，用小火煮 30 分钟至食材熟透。加入适量食盐，用锅勺拌匀调味。

【用法】佐餐食用。

【功效】清热利尿排便，补中益气清肠。适用于便秘患者。

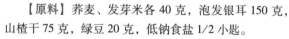

山楂银耳粥

【原料】荞麦、发芽米各 40 克，泡发银耳 150 克，山楂干 75 克，绿豆 20 克，低钠食盐 1/2 小匙。

【制作】将发芽米、绿豆用水浸泡一夜后沥干备用。银耳切细条备用。汤锅加入适量的水煮滚，再加入泡好的发芽米、绿豆，连同荞麦、山楂一同煮成粥，再加入银耳及食盐煮匀。

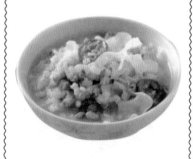

【用法】佐餐食用。

【功效】降脂通便，降低胆固醇。适用于便秘患者。

黑木耳红枣粥

【原料】红枣、黑木耳各 20 克，糯米 40 克。

【制作】将糯米泡水 3 个小时。黑木耳泡软切丝。汤锅放入适量的水，煮开后加入糯米和红枣，一边搅拌，一边以小火慢煮至烂熟，煮至成为粥状。加入黑木耳丝煮 5 分钟。

【用法】佐餐食用。

【功效】保肝解毒，通便护肠。适用于便秘患者。

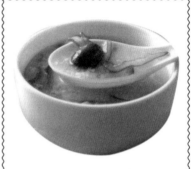

麻仁苏子粥

【原料】麻仁 10 克，紫苏子 10 克，水发大米 150 克。

【制作】将药材放入木臼中，研碎后倒入小碟子备用。砂锅注入适量清水烧开，倒入药材末，盖上盖，小火炖 15 分钟煮至药性析出，掀开盖子，将药渣捞去，倒入大米，搅匀，盖上盖，小火再炖 30 分钟至熟，掀盖，持续搅拌片刻。将粥盛出装入碗中，食用。

【用法】佐餐食用。

【功效】滋润肠壁，预防便秘。适用于便秘患者。

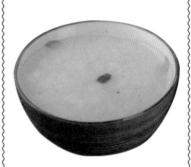

海带山药粥

【原料】海带丝 100 克，山药 50 克，秋葵 70 克，荞麦、薏苡仁、胚芽米各 30 克，低钠食盐 1/2 小匙，胡椒粉 1/6 小匙。

【制作】将荞麦、薏苡仁、胚芽米分别用水浸泡一夜。将山药洗净，去皮切丁。秋葵洗净切片。准备一锅水煮开，加入荞麦、薏苡仁、胚芽米及海带丝熬煮成粥。加入山药块、秋葵片及调味料煮熟。

【用法】佐餐食用。

【功效】利水消肿通便，祛脂降压养胃。适用于便秘患者。

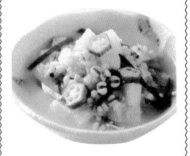

大蒜海参粥

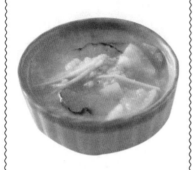

【原料】胚芽米、大蒜末各30克，胡萝卜片40克，海参片150克，荞麦、丝瓜片各50克，姜丝20克，低钠食盐、米酒各1/2小匙。

【制作】先将胚芽米泡水一晚。煮沸一锅水，加入胚芽米及荞麦、大蒜末、丝瓜片熬煮烂熟。再加入海参片、胡萝卜片、姜丝及所有调味料煮熟。

【用法】佐餐食用。

【功效】抑菌润肠，通便排毒。适用于便秘患者。

紫菜鱼片粥

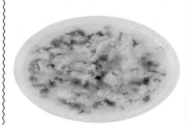

【原料】水发大米180克，草鱼片80克，水发紫菜60克，姜丝、葱花各少许，食盐3克，胡椒粉、料酒、水淀粉、食用植物油适量。

【制作】草鱼片加许食盐、料酒、水淀粉、食用植物油拌匀，腌渍约10分钟。砂锅注水烧开，倒洗净的大米，煮沸后用小火煮约30分钟，至米粒变软，倒洗净的紫菜，撒上姜丝，放食盐、胡椒粉，拌匀，再倒入鱼肉片，用大火续煮一会儿，至食材熟透，撒上葱花。

【用法】佐餐食用。

【功效】增强机体代谢，通便排毒。适用于便秘患者。

山药参味粥

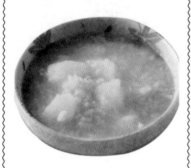

【原料】西洋参片30克，山药100克，大米240克。

【制作】将西洋参切片。大米洗净，山药洗净，去皮切丁备用。取锅煮水至滚，放入所有材料，以小火炖煮至米粒熟软。

【用法】佐餐食用。

【功效】益肺补气，整肠排毒。适用于便秘患者。

紫菜鸡蛋枸杞粥

【原料】水发紫菜 100 克，水发大米 180 克，鸡蛋 1 个，枸杞 3 克，姜丝、葱花各少许，食盐、食用植物油适量。

【制作】鸡蛋打散，调匀，制成蛋液。砂锅注水烧热，放入洗净的枸杞，倒入洗好的大米，淋入少许食用植物油，用大火烧开后转小火煮 30 分钟至米粒熟软。撒上姜丝，下入泡发洗净的紫菜，搅拌匀，转大火加热。煮沸后加入适量食盐，拌匀，再慢慢地倒入蛋液，用汤勺搅拌匀至粥成，再撒上少许葱花。

【用法】佐餐食用。

【功效】保护肝脏，促进通便。适用于便秘患者。

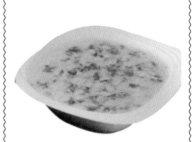

鲜奶芝麻羹

【原料】鲜奶 100 毫升，芝麻粉 15 克，糖 30 克，水淀粉适量。

【制作】锅中加入清水，大火烧开，将糖倒入锅中，煮至糖完全溶化。注入牛奶，用锅勺搅拌均匀，煮至沸腾。把芝麻粉倒入锅中，用汤勺搅拌均匀，边用锅勺搅拌边淋入适量水淀粉。

【用法】佐餐食用。

【功效】清除肠内垃圾，加速粪便排出。适用于便秘患者。

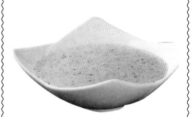

燕麦花生小米粥

【原料】花生 30 克，小米 15 克，燕麦 10 克，冰糖 30 克。

【制作】锅中倒入约 900 毫升清水烧热，下入洗好的花生，再倒入洗净的小米。煮沸后倒入备好的燕麦。转小火煮约 40 分钟至锅中材料熟透。倒入冰糖，煮约 3 分钟至冰糖溶化，搅拌匀。

【用法】佐餐食用。

【功效】润滑肠道，加快肠道蠕动。适用于便秘患者。

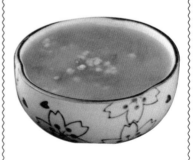

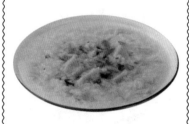

黄花菜芋头粥

【原料】水发大米 110 克，水发黄花菜 100 克，香芋、猪瘦肉各 90 克，葱花、食盐、香油各适量。

【制作】洗净食材，去皮香芋切小丁块。黄花菜切段，猪瘦肉切丁，腌渍约 10 分钟。砂锅注水烧开，倒大米煮沸后用小火煮约 30 分钟。倒黄花菜略煮，放香芋丁拌匀。小火续煮约 15 分钟，倒入猪肉丁拌匀，大火煮至肉质熟透，加食盐、香油，撒上葱花。

【用法】佐餐食用。

【功效】增进食欲，帮助消化。适用于便秘患者。

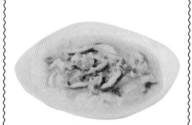

山药香菇瘦肉粥

【原料】山药 180 克，鲜香菇 45 克，瘦肉 90 克，水发大米 150 克，葱花少许，食盐 4 克，香油 3 毫升，水淀粉 6 毫升，食用植物油少许。

【制作】瘦肉切成薄片，加适量食盐、水淀粉、食用植物油拌匀，腌渍约 10 分钟至入味。砂锅中倒水烧开，倒入大米，煮沸后用小火续煮约 30 分钟至大米成粥，放山药、香菇，煮约 3 分钟，再下入瘦肉片，拌匀，煮至沸腾，加入食盐，淋入少许香油，撒上葱花拌匀。

【用法】佐餐食用。

【功效】帮助消化，促进通便。适用于便秘患者。

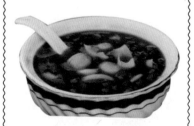

莲子百合红豆羹

【原料】水发红豆 70 克，水发莲子 50 克，鲜百合 30 克，冰糖、水淀粉各适量。

【制作】汤锅置旺火上，倒上 400 毫升左右的清水，烧热后倒入洗净的莲子和红豆，大火烧开后转用小火煮约 45 分钟。放入洗净的百合，再撒入冰糖拌匀，再煮约 3 分钟至百合熟透。用水淀粉勾芡。

【用法】佐餐食用。

【功效】促进肠道蠕动，加快粪便排出。适用于便秘患者。

芋头红薯粥

【原料】香芋 200 克，红薯 100 克，水发大米 120 克。

【制作】洗净去皮的红薯切成丁，洗净去皮的香芋切成丁。砂锅中注水烧开，倒入洗净的大米，大火烧开后用小火煮 30 分钟，至米粒熟软，放入切好的香芋、红薯，搅拌匀，再用小火续煮 15 分钟，至食材熟透。

【用法】佐餐食用。

【功效】稳定血压，促进排便。适用于高血压、便秘患者。

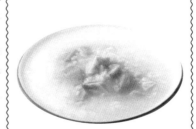

猪血腐竹粥

【原料】猪血 300 克，水发腐竹 120 克，水发大米 180 克，姜丝、葱花各少许，食盐 3 克，胡椒粉各少许，香油 4 毫升。

【制作】洗净的猪血切成小块。砂锅中注水烧开，倒入洗净的大米，淋入少许食用植物油拌匀，倒入洗净的腐竹，煮沸后用小火煮约 30 分钟至大米熟软，撒上姜丝。倒入猪血，煮沸后再煮约 4 分钟至食材熟透，加入食盐，撒上少许胡椒粉，淋入香油，撒上葱花拌匀。

【用法】佐餐食用。

【功效】清除肠道，润滑肠壁。适用于便秘患者。

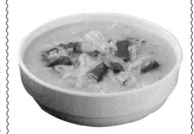

花生银耳牛奶羹

【原料】花生 80 克，水发银耳 150 克，牛奶 100 毫升。

【制作】洗好的银耳切小块。砂锅中注水烧开，放入洗净的花生米，加入切好的银耳，搅拌匀。烧开后用小火煮 20 分钟，倒入牛奶，煮至沸。

【用法】佐餐食用。

【功效】润滑肠壁，软化血管。适用于高血压、便秘患者。

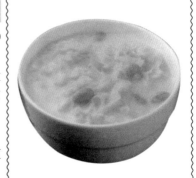

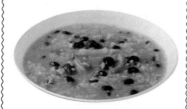

黑豆猪皮红枣粥

【原料】水发黑豆70克，猪皮65克，红枣150克，葱花少许，水发大米170克，食盐2克，香油2毫升。

【制作】把洗净的猪皮切成条。砂锅中注水烧开，倒入洗净的大米，备好的红枣、黑豆、猪皮，搅拌匀。用小火煮30分钟至大米熟软。放入适量食盐、香油，撒上葱花。

【用法】佐餐食用。

【功效】促进肠胃蠕动，润滑肠壁。适用于便秘患者。

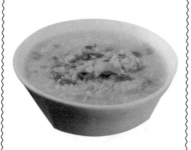

金银花鸭肉粥

【原料】鸭腿肉300克，水发大米160克，金银花5克，枸杞7克，姜丝、葱花各少许，食盐3克，胡椒粉少许，香油2毫升，料酒3毫升。

【制作】鸭腿肉切成小块，腌渍约10分钟。砂锅中注入约800毫升清水，大火烧开，下入洗净的枸杞、金银花，倒入大米，搅拌几下，撒上姜丝、料酒，再放入鸭块，拌匀。用大火烧开改小火煮30分钟至米粒熟软。加食盐，撒上少许胡椒粉，淋入香油，撒上葱花拌匀。

【用法】佐餐食用。

【功效】清热解毒，促进排便。适用于便秘患者。

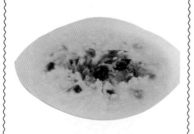

甲鱼红枣粥

【原料】甲鱼块300克，红枣7克，水发大米200克，姜片、葱花各少许，食盐3克，料酒4毫升，食用植物油适量。

【制作】锅中注水烧开，放入料酒，倒入甲鱼块，汆去血水，捞出，沥干。砂锅加水烧开，倒甲鱼块，放红枣、姜片，倒大米，淋少许食用植物油，煮沸后用小火煮30分钟。加入食盐，搅拌至食材入味，撒上葱花。

【用法】佐餐食用。

【功效】美容养颜，益气补血。适用于便秘患者。

海带薏苡仁粥

【原料】海带结 20 克, 薏苡仁 25 克。

【制作】将海带结清洗干净后, 切块放入锅中, 加入清水煮。煮滚后加入薏苡仁一起熬煮成粥。

【用法】佐餐食用。

【功效】和胃祛湿, 排毒降火。适用于便秘患者。

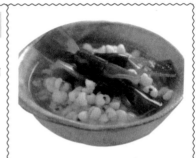

海参当归粥

【原料】荷兰豆 60 克, 当归 8 克, 金针菇 100 克, 海参 100 克, 水发大米 180 克, 姜片、葱花各少许, 食盐 3 克, 香油 3 毫升, 食用植物油适量。

【制作】海参切小块。砂锅加水烧开, 倒大米, 淋食用植物油, 放当归, 用大火煮沸后, 转小火煮约 30 分钟。倒入海参, 用小火续煮约 10 分钟。放荷兰豆、金针菇继续煮约 3 分钟, 放食盐、姜片, 加香油, 撒上葱花。

【用法】佐餐食用。

【功效】加快肠道蠕动, 促进排便。适用于便秘患者。

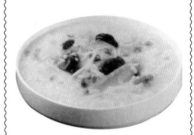

蔬菜糙米粥

【原料】圆白菜 75 克, 小葱 1/2 根, 胡萝卜 50 克, 水 5 杯, 糙米 120 克, 食盐 1/4 小匙。

【制作】将圆白菜洗净, 切丝。胡萝卜去皮, 切丝, 葱切花。糙米洗净, 泡水。加 5 杯水, 将糙米、圆白菜和胡萝卜丝放入锅中, 煮滚后转小火, 煮 1 小时后熄火。加食盐调味, 撒上葱花。

【用法】佐餐食用。

【功效】预防溃疡, 止血养胃。适用于便秘患者。

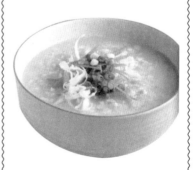

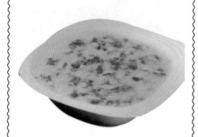

紫菜鸡蛋枸杞粥

【原料】水发紫菜 100 克，水发大米 180 克，鸡蛋 1 个，枸杞 3 克，姜丝、葱花各少许，食盐、食用植物油适量。

【制作】鸡蛋制成蛋液。砂锅加水烧热，放枸杞，倒大米，淋少许食用植物油，大火烧开后转小火煮 30 分钟。撒姜丝，加紫菜，转大火加热，煮沸后加入适量食盐拌匀，倒入蛋液，用汤勺搅拌匀至粥成，再撒上少许葱花。

【用法】佐餐食用。

【功效】保护肝脏，促进通便。适用于便秘患者。

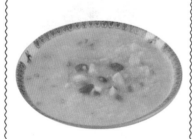

鲍鱼参杞粥

【原料】水发大米 160 克，鲍鱼肉 80 克，党参 13 克，枸杞 5 克，姜片、葱花各少许，食盐 3 克，香油 2 毫升。

【制作】鲍鱼肉切小块，腌渍约 10 分钟。砂锅加水烧开，倒大米拌匀，放党参、枸杞，大火煮沸后转小火煮约 30 分钟。倒入腌渍好的鲍鱼肉及料酒，小火续煮约 5 分钟，加入食盐，淋入少许香油，拌匀，撒上葱花。

【用法】佐餐食用。

【功效】润肠通便，清热润燥。适用于便秘患者。

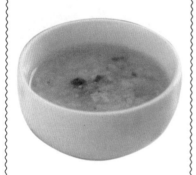

冰糖核桃羹

【原料】核桃 20 克，糯米 90 克，冰糖 2 小匙。

【制作】将核桃捣碎，切成碎粒。将糯米清洗干净。将核桃碎粒与糯米一起入锅，加清水煮成粥，煮好后加入冰糖调味食用。

【用法】佐餐食用。

【功效】安神润肠，缓解便秘。适用于便秘患者。

玉米燕麦粥

【原料】燕麦 50 克，玉米粉水 2 小匙（玉米粉、水各 1 小匙）。

【制作】将燕麦泡水 1 个小时后沥干。在汤锅中加入适量的水煮沸，把泡好的燕麦放进去熬煮 25 分钟。再加入玉米粉水勾芡。

【用法】佐餐食用。

【功效】降低血脂，润肠通便。适用于便秘患者。

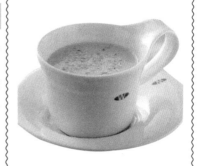

果仁燕麦粥

【原料】水发大米 120 克，燕麦 85 克，核桃仁、巴旦木仁各 35 克，腰果、葡萄干各 20 克。

【制作】将核桃仁和巴旦木仁磨成粉备用。砂锅中注水烧开，倒入洗净的大米和洗好的燕麦，搅拌匀。用小火煮 30 分钟，至食材熟透。倒入果仁粉末和洗好的葡萄干，搅拌匀，略煮片刻。

【用法】佐餐食用。

【功效】调节肠胃功能，润滑肠壁。适用于便秘患者。

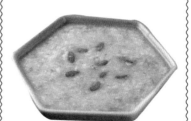

小米南瓜粥

【原料】水发小米 90 克，南瓜 110 克，葱花少许，食盐 2 克。

【制作】将洗净去皮的南瓜切成粒。锅中注水烧开，倒入洗好的小米，烧开后用小火煮 30 分钟，至小米熟软。倒入南瓜，拌匀。用小火煮 15 分钟，至食材熟烂。放入适量食盐，撒上葱花拌匀。

【用法】佐餐食用。

【功效】促进通便，保护胃黏膜。适用于便秘患者。

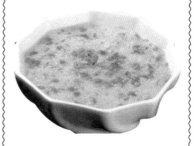

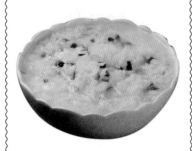

菠菜银耳粥

【原料】菠菜 100 克，水发银耳 150 克，水发大米 180 克，食盐 2 克，食用植物油适量。

【制作】将洗净的银耳切去黄色根部，再切成小块。洗好的菠菜切段。砂锅中注水烧开，倒入泡好的大米，烧开后用小火煮 30 分钟，至大米熟软，放入银耳，拌匀，续煮 15 分钟，至食材熟烂，放入菠菜，倒入适量食用植物油，搅拌匀，加入食盐拌匀调味。

【用法】佐餐食用。

【功效】补脾开胃，益气清肠。适用于便秘患者。

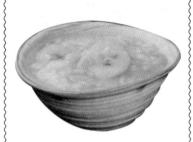

玉米香蕉甜粥

【原料】玉米粒 50 克，大米 45 克，香蕉 30 克，冰糖 40 克。

【制作】把去皮的香蕉用斜刀切成片，浸于清水中，备用。锅中注入约 1000 毫升清水烧开，下入洗净泡好的大米、玉米粒，大火煮沸后转小火煮约 30 分钟至大米成粥。加入冰糖，拌煮至糖完全溶化，再放入切好的香蕉，拌匀，煮至沸。

【用法】佐餐食用。

【功效】促进肠道蠕动，加快粪便排出。适用于便秘患者。

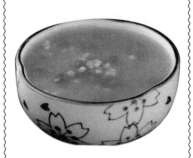

荞麦枸杞羹

【原料】荞麦 30 克，枸杞 2 克，冰糖 20 克。

【制作】锅中倒入约 800 毫升清水，将洗好的荞麦倒入锅中，用大火烧开，转小火煮约 30 分钟至荞麦熟烂。将洗净的枸杞倒入锅中，用小火煮片刻。向锅中倒入冰糖，用小火煮约 5 分钟至冰糖完全溶化。

【用法】佐餐食用。

【功效】调节肠胃功能，益气补血。适用于便秘患者。

虾仁三丁粥

【原料】鲜玉米粒、豌豆各 80 克，粳米 100 克，虾仁 50 克，胡萝卜 100 克，葱花少许，食盐 4 克，胡椒粉、水淀粉、香油、食用植物油各适量。

【制作】胡萝卜切丁。虾仁切丁，加食盐、胡椒粉、水淀粉、食用植物油腌渍 5 分钟。炖盅加水，倒大米煮至八成熟时倒胡萝卜、豌豆、玉米拌匀，上盖煮 5 分钟，倒虾仁煮至粥成。加食盐、胡椒粉、香油调味，撒上葱花。

【用法】佐餐食用。

【功效】促进肠道蠕动，加快粪便排出。适用于便秘患者。

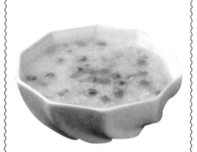

香菇瘦肉粥

【原料】干香菇 3 朵，猪瘦肉 50 克，大米 90 克，芫荽 2 克，酱油、食盐、淀粉。

【制作】将香菇泡水一晚后去蒂切片。猪瘦肉洗净切片，用淀粉与酱油腌 10 分钟。芫荽洗净。将大米洗净入锅，加适量清水以大火烧煮滚后，改小火慢煮，再加香菇片熬煮。再次煮滚时放入猪瘦肉片，加食盐略煮 5 分钟。加入芫荽，起锅。

【用法】佐餐食用。

【功效】滋补肠道，调节代谢。适用于便秘患者。

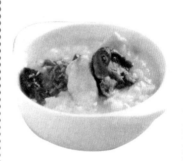

山药南瓜粥

【原料】山药 85 克，南瓜 120 克，水发大米 120 克，葱花少许，食盐 2 克。

【制作】山药切丁，去皮洗好的南瓜切成丁。砂锅中注水烧开，倒入大米，用小火煮 30 分钟，至大米熟软，放入切好的南瓜、山药，用小火煮 15 分钟，至食材熟烂，加入适量食盐，搅匀调味，撒上葱花。

【用法】佐餐食用。

【功效】加快胃肠蠕动，促进排便。适用于便秘患者。

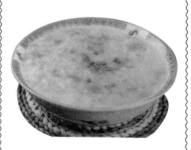

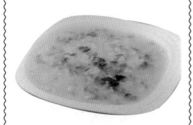

土豆洋葱牛肉粥

【原料】水发大米 180 克，土豆 100 克，牛肉 90 克，胡萝卜 80 克，洋葱 60 克，上海青 20 克，姜丝少许，食盐 4 克，香油、食用植物油各适量。

【制作】洗净食材，上海青切小块。去皮洋葱、胡萝卜切粒，土豆切丁。洗净的牛肉切成粒。砂锅注水烧热，倒入大米，加食用油，煮沸后转小火续煮约 30 分钟至米粒熟软，倒入土豆丁、胡萝卜丁、洋葱、牛肉粒、姜丝拌匀，放上海青续煮约 3 分钟至食材熟透。加食盐、香油拌匀。

【用法】佐餐食用。

【功效】宽肠通便，防止便秘。适用于便秘患者。

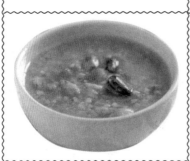

花生荞麦粥

【原料】荞麦 90 克，花生仁 50 克，糯米 100 克。

【制作】将荞麦、花生仁和糯米清洗干净。将所有材料入锅，加清水一起煮成粥。

【用法】佐餐食用。

【功效】健运肠胃，润滑肠道。适用于便秘患者。

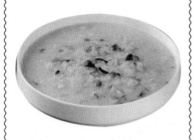

香菇西芹小米粥

【原料】鲜香菇 30 克，西芹 45 克，小米 60 克，葱花少许，食盐 3 克，食用植物油 3 毫升。

【制作】把洗净的香菇改切丁。将洗好的西芹去表皮，切丁。砂锅中注水烧开，倒入洗净的小米，加少许食用植物油，拌匀。用小火煮 30 分钟至小米熟软后，倒入切好的香菇、西芹，搅拌匀，用小火煮 5 分钟至食材熟透。放入适量食盐，撒上少许葱花。

【用法】佐餐食用。

【功效】养胃润肠。适用于高血压、高脂血症伴便秘患者。

香菇马蹄鸭腿粥

【原料】马蹄肉 100 克，鲜香菇 35 克，水发大米 170 克，鸭肉 200 克，姜片、葱花各少许，食盐 4 克，胡椒粉少许，香油 2 毫升，料酒 3 毫升，生抽 4 毫升，食用植物油适量。

【制作】洗净的香菇、马蹄肉切小块。洗净的鸭肉切小块，腌渍约 10 分钟。砂锅中注水烧开，倒入洗净的大米，放入鸭肉，撒上姜片，煮沸后用小火煮约 30 分钟至米粒变软，倒入马蹄块，再放切好的香菇，用小火续煮约 15 分钟至全部食材熟透。加食盐，淋香油，撒上少许胡椒粉，拌匀。

【用法】佐餐食用。

【功效】安中益气，清热止渴。适用于便秘患者。

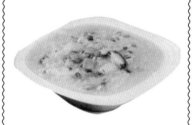

参竹银耳薏米羹

【原料】水发银耳 70 克，薏米 30 克，沙参 5 克，玉竹 3 克，冰糖 30 克。

【制作】将洗净的银耳切去根部，切成小块。锅中倒水烧开，将泡好的薏米、银耳依次倒入锅中，加入洗好的玉竹、沙参，转小火煮约 20 分钟至材料熟透，倒入冰糖，轻搅片刻，煮至冰糖完全溶化。

【用法】佐餐食用。

【功效】促进肠道蠕动，加快粪便排出。适用于便秘患者。

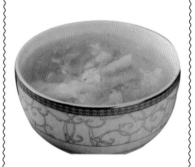

哈密瓜玉米粥

【原料】哈密瓜 100 克，玉米 30 克。

【制作】哈密瓜去皮，切若干小块。锅中倒入约 800 毫升清水烧开，将玉米倒入锅中，转小火煮约 20 分钟至熟。加入哈密瓜，搅拌均匀，煮至沸腾。

【用法】佐餐食用。

【功效】促进肠道蠕动，加快粪便排出。适用于便秘患者。

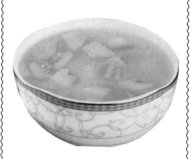

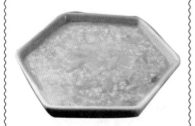

芦笋糙米粥

【原料】水发糙米 100 克，芦笋 90 克，食盐 2 克。

【制作】将洗净的芦笋切成段。砂锅中注水烧开，倒入洗净的糙米，搅拌匀。煮沸后用小火煮约 30 分钟，至米粒变软。倒入切好的芦笋，再加入少许食盐拌匀，续煮片刻，至调味料溶于粥中。

【用法】佐餐食用。

【功效】加快肠道蠕动。适用于便秘患者。

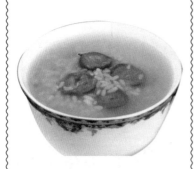

消食山楂糙米羹

【原料】糙米 30 克，山楂片 4 克，冰糖 20 克，水淀粉适量。

【制作】锅置旺火上，加入约 1000 毫升的清水，将洗好的糙米倒入锅中，放入山楂片，搅拌匀，水烧开后转成小火煮约 40 分钟。向锅中倒入冰糖，继续煮至冰糖完全溶化。将水淀粉淋入锅中，搅拌匀，使汤汁呈浓稠状。

【用法】佐餐食用。

【功效】加快肠道蠕动，帮助减肥。适用于便秘患者。

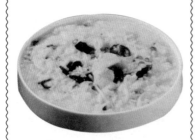

鸡肉金针菇木耳粥

【原料】鸡胸肉 160 克，水发木耳 50 克，金针菇 85 克，水发大米 200 克，姜丝、葱花各少许，食盐 3 克，香油 2 毫升，食用植物油适量。

【制作】金针菇去老茎，木耳切块。鸡肉切薄片腌渍约 10 分钟。砂锅中倒入水烧开，放大米，淋食用植物油，大火煮沸转小火续煮约 30 分钟，倒木耳，撒姜丝，放鸡肉、金针菇，小火续煮约 3 分钟。加食盐拌匀，淋香油，撒上葱花。

【用法】佐餐食用。

【功效】养血益胃，润肺润肠。适用于便秘患者。

青葱肉丝粥

【原料】猪肉 80 克，大米 1 杯，白萝卜 30 克，小葱 3 根，料酒、酱油各 1/2 大匙，食盐 1 小匙，香油适量。

【制作】猪肉切丝，拌料酒和酱油腌渍 10 分钟。葱切段，白萝卜去皮切丝。取锅，将洗好的米和 3 杯水煮滚，转小火煮至软烂。放白萝卜丝煮软，再放猪肉丝煮熟，加调料和葱段。

【用法】佐餐食用。

【功效】保护黏膜，消肿解毒。适用于便秘患者。

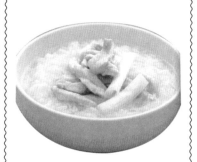

鲜虾木耳芹菜粥

【原料】水发大米 100 克，芹菜梗 50 克，虾仁 45 克，水发木耳 35 克，姜片少许，食盐 3 克，水淀粉、香油各适量。

【制作】虾仁去虾线，加食盐、水淀粉拌匀，腌制。芹菜切成粒。木耳切块。砂锅中注水烧开，倒入洗好的大火，煮沸后用小火煮约 30 分钟，撒姜片，放虾仁，倒木耳拌匀，用小火续煮约 5 分钟，倒芹菜，加食盐、香油拌匀。

【用法】佐餐食用。

【功效】补血养血，强身健体。适用于便秘患者。

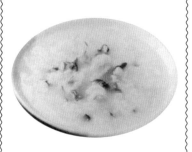

芦笋虾仁粥

【原料】水发大米 100 克，芦笋 85 克，虾仁 70 克，姜丝、葱花各少许，食盐 3 克，胡椒粉、香油各适量。

【制作】洗净的芦笋切段。洗好的虾仁切开，去除虾线，腌渍约 10 分钟。砂锅中注水烧开，倒入洗净的大米，大火煮沸后用小火煮约 30 分钟，至米粒变软，撒上姜丝，入虾仁，略煮至虾身弯曲，再放入切好的芦笋，搅拌匀，用大火煮一会儿，至食材熟透。加入少许食盐、胡椒粉、香油拌匀，撒上葱花。

【用法】佐餐食用。

【功效】润肺镇咳，祛痰杀虫。适用于便秘患者。

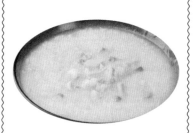

第三节　菜　肴　方

菜肴是以蔬菜、肉类、禽蛋类以及海味水产品等为主要原料，再配以一定比例的中药食材，经烹调（炒、爆、熘、烧、焖、烩、炖、煞、蒸、煮、扒、煨等）而制成的。

糖醋凉拌青木瓜

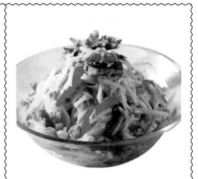

【原料】青木瓜60克，生姜5克，葱、辣椒、芫荽少许，胡萝卜10克，香油少许，醋1小匙，糖、食盐各适量。

【制作】将青木瓜、生姜、胡萝卜洗净，去皮切丝，泡冰水备用。将葱、辣椒洗净切段，芫荽洗净备用。将所有食材与调味料拌匀。

【用法】佐餐食用。

【功效】养颜美容，促进消化。适用于便秘患者。

橘醋豆腐

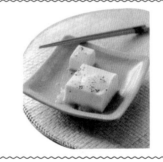

【原料】凉拌豆腐100克，橘子汁100毫升，糯米醋1大匙，白糖2小匙，橄榄油1小匙，黑胡椒粗粒少许。

【制作】将凉拌豆腐切块备用。将橘子汁、糯米醋、白糖和橄榄油拌匀，再加黑胡椒粗粒拌匀，淋在豆腐块。

【用法】佐餐食用。

【功效】润肺健脾，镇咳化痰。适用于便秘患者。

凉拌海蜇丝

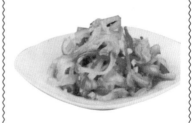

【原料】水发海蜇150克，青椒、红椒各15克，蒜末、葱花各少许，食盐2克，生抽、香油、料酒适量。

【制作】把洗净的红椒去籽，切成细丝。洗净的青椒去籽，切成细丝。锅中注水煮沸，淋入少许料酒，倒入海蜇，煮半分钟，再倒入青椒、红椒，余煮至食材断生后捞出，沥干水分。取来一个干净的大碗，放入余煮好的食材，再倒入蒜末、葱花，加入食盐，淋入生抽、香油拌匀。

【用法】佐餐食用。

【功效】帮助消化，促进肠道蠕动。适用于高血压、便秘患者。

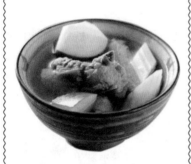

苹果炖排骨

【原料】西芹 100 克，苹果 350 克，排骨 300 克，食盐 1/4 小匙。

【制作】将苹果洗净切小块。西芹洗净，撕除老筋后切小段备用。将排骨洗净切块，放入滚水中烫过捞出备用。汤锅中加入适量的水煮滚，放入烫过的排骨块，再将切好的苹果块和西芹段放入汤锅内，以小火熬煮 25 分钟。加食盐调味。

【用法】佐餐食用。

【功效】排毒降压，滋补脾胃。适用于高血压、便秘患者。

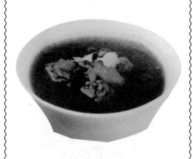

核桃陈皮苁蓉炖鸡

【原料】鸡块 350 克，核桃 35 克，肉苁蓉 10 克，陈皮 5 克，姜片 20 克，食盐 2 克。

【制作】锅中注入适量清水烧开，倒入鸡块，搅散开，煮沸，去除血水后捞出，沥干。砂锅注水烧开，放入姜片，倒入鸡块，放入核桃仁、陈皮和肉苁蓉，拌匀，加入料酒，拌匀，加盖，烧开后小火炖 30 分钟至熟。放入食盐，用锅勺拌匀调味。

【用法】佐餐食用。

【功效】健胃消食，温补肾阳。适用于便秘患者。

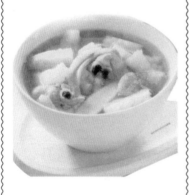

菠萝苦瓜鸡

【原料】菠萝 100 克，苦瓜 300 克，鸡腿肉 200 克，松子 10 克，姜 2 片，食盐 1 小匙。

【制作】将苦瓜去籽洗净，切块氽烫后，用少许食盐腌拌备用。将菠萝去皮切块。鸡腿切块，洗净氽烫。取锅加苦瓜块、菠萝块、鸡腿肉块、姜片、松子和水煮滚，再用小火慢炖 1 个小时左右，加食盐调味。

【用法】佐餐食用。

【功效】消除疲劳，健肠排毒。适用于便秘患者。

苹果醋腌胡萝卜

【原料】胡萝卜 2 根，苹果醋 150 毫升，冰糖 1
小匙。

【制作】将胡萝卜洗净去皮切细丝。将胡萝卜丝放
入密闭容器中，倒入苹果醋，加入冰糖拌匀。盖上盒
盖，放置 2 天后食用。

【用法】佐餐食用。

【功效】杀菌净肠，高纤排毒。适用于高脂血症、
便秘患者。

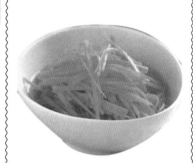

酸萝卜肥肠煲

【原料】肥肠 200 克，酸萝卜 200 克，红椒 25 克，
姜片、蒜末、葱段各适量，豆瓣酱 8 克，番茄酱、食
盐、料酒、水淀粉、食用植物油各适量。

【制作】洗净食材，酸萝卜、肥肠切小块，红椒切
圈。锅中注水烧开，倒肥肠煮约半分钟，捞出沥干。用
油起锅，放姜片、蒜末、葱段爆香，再放入红椒圈、肥
肠，淋入料酒快速翻炒，放入豆瓣酱、番茄酱炒匀，倒
入酸萝卜炒匀，注入清水，再加食盐炒匀，倒水淀粉勾
芡。将锅中的食材盛入砂煲中，用大火续煮一会儿，至
食材入味。

【用法】佐餐食用。

【功效】润肠通便，补脾益胃。适用于便秘患者。

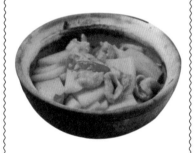

芝麻香蕉

【原料】香蕉 300 克，芝麻粉 2 大匙。

【制作】将香蕉去皮、切块，装盘备用。均匀撒上
芝麻粉。

【用法】佐餐食用。

【功效】补益肠胃，润肠通便。适用于便秘患者。

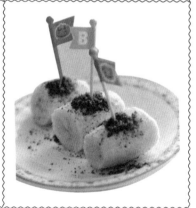

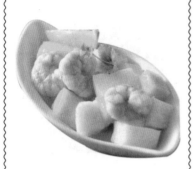

芒果凉拌鲜虾

【原料】芒果 1 个，苹果半个，山药 50 克，虾仁 100 克，香菜一根，食盐 1/2 小匙，橄榄油 1 大匙，柠檬汁、糖各 1 小匙。

【制作】虾仁放入滚水中烫熟。芒果、苹果、山药洗净去皮切块备用。将所有调味料和上述材料拌匀，放入香菜。

【用法】佐餐食用。

【功效】健补脾胃，促进消化。适用于便秘患者。

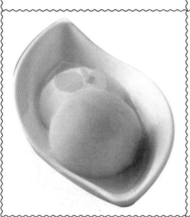

冰糖炖苹果

【原料】苹果 2 个，冰糖 20 克，柠檬汁 1 小匙。

【制作】将苹果洗净削皮，对半切开后，去蒂及籽备用。取锅，放入 200 毫升水、苹果和调味料，以小火炖煮约 20 分钟。

【用法】佐餐食用。

【功效】润肺养胃，美颜降火。适用于便秘患者。

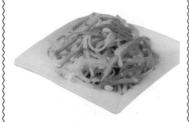

凉拌莴笋

【原料】莴笋 100 克，胡萝卜 90 克，黄豆芽 90 克，蒜末少许，食盐 3 克，白糖、生抽、陈醋、香油、食用植物油各适量。

【制作】将洗净去皮的胡萝卜切成细丝。洗好去皮的莴笋切成丝。锅中注水烧开，加入少许食盐、食用植物油，倒入胡萝卜丝、莴笋丝、黄豆芽，煮约 2 分钟后捞出，沥干水分，待用。将焯煮好的食材装入碗中，撒上蒜末，加入少许食盐、白糖，淋入适量生抽、陈醋，再注入香油拌匀。

【用法】佐餐食用。

【功效】促进肠道蠕动，加快粪便的排出。适用于便秘患者。

蜜蒸白萝卜

【原料】白萝卜 350 克，枸杞 8 克，蜂蜜 50 克。

【制作】将洗净去皮的白萝卜切成片，备用。取一个干净的蒸盘，放上切好的白萝卜，摆好，再撒上洗净的枸杞，待用。蒸锅上火烧开，放入蒸盘，用大火蒸约 5 分钟，至白萝卜熟透，趁热浇上蜂蜜。

【用法】佐餐食用。

【功效】促进胃肠蠕动，加快粪便排出。适用于便秘患者。

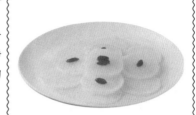

欧风萝卜色拉

【原料】白萝卜 250 克，酸黄瓜 20 克，德国香肠 180 克，西芹 50 克，醋、糖各 1 大匙，食盐 1/4 小匙，青辣椒酱 1/2 小匙，柠檬汁、食用植物油各少许。

【制作】将白萝卜洗净磨成泥，稍微沥干水分，备用。热锅加少许油，将德国香肠放入锅中煎熟，再斜切成小块，备用。将酸黄瓜切小块。西芹洗净，去粗梗切小块，备用。将其余调味料和德国香肠、酸黄瓜、西芹混合均匀，再加入白萝卜泥拌匀。

【用法】佐餐食用。

【功效】消食除胀，润肠排毒。适用于便秘患者。

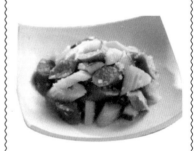

盐烤橘子

【原料】橘子 1 个（约 200 克），食盐 1/4 小匙。

【制作】将橘子洗净，不用剥皮，在顶端蒂头处切开 5 角硬币大小的开口，塞入食盐。用铝箔纸包覆橘子，放入烤箱烤约 5 分钟。烤完的橘子，食盐已溶解至果肉中，再把橘子切成适当大小食用。

【用法】佐餐食用。

【功效】开胃理气，镇咳润肺通肠。适用于便秘患者。

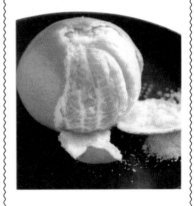

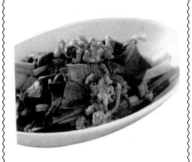

醋拌核桃仁菠菜

【原料】核桃仁 60 克，菠菜 50 克，橄榄油 1 大匙，酱油、醋各适量。

【制作】将核桃仁磨碎。菠菜洗净后余烫，取出切段。将菠菜段放入盘中，淋上所有调味料，撒上碎核桃。

【用法】佐餐食用。

【功效】通肠和胃，促进消化。适用于便秘患者。

松仁炒韭菜

【原料】韭菜 120 克，松仁 80 克，胡萝卜 45 克，食盐、食用植物油适量。

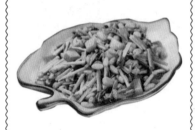

【制作】洗净的韭菜切段，去皮的胡萝卜切小丁。锅中注水烧开，加食盐，倒入胡萝卜丁，煮至断生后捞出，沥干。炒锅中注油烧热，倒入松仁，略炸至松仁熟透后捞出，沥油，待用。锅底留油烧热，倒入胡萝卜丁、韭菜，加入少许食盐，炒匀，倒入松仁，快速翻炒一会儿，至食材熟透。

【用法】佐餐食用。

【功效】增进体力，促进血液循环。适用于便秘患者。

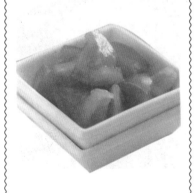

蜂蜜佐西红柿

【原料】西红柿 2 个，蜂蜜 2 大匙。

【制作】将西红柿洗净，去蒂切块。将蜂蜜淋在西红柿块上食用。

【用法】佐餐食用。

【功效】护心强身，滋肠补胃。适用于便秘患者。

红薯叶魩仔鱼

【原料】红薯叶 60 克，魩仔鱼 40 克，大蒜 1 瓣，食盐 1 小匙，食用植物油适量。

【制作】将大蒜洗净后，去皮拍碎。红薯叶洗净。热油锅，爆香大蒜，再放红薯叶拌炒。放入魩仔鱼与食盐快速拌炒，炒熟后起锅。

【用法】佐餐食用。

【功效】强健肠道，帮助消化。适用于便秘患者。

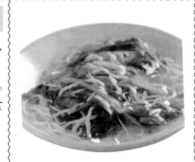

鲜笋烩香菇

【原料】香菇 5 朵，竹笋 100 克，葱段 10 克，酱油 2 小匙，高汤 400 毫升，蚝油、冰糖、料酒各 1 大匙，食用植物油适量。

【制作】将香菇泡在水中一晚后捞出备用。将竹笋洗净去皮，切大块，放入滚水中氽烫后沥干。锅中放油烧热，放入葱段爆香，再加香菇与竹笋块，以大火拌炒。加入高汤与其余调味料，改小火焖煮，等汤汁慢慢收干起锅。

【用法】佐餐食用。

【功效】润肠通便，高纤排毒。适用于便秘患者。

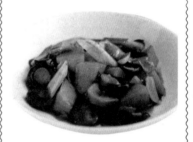

松仁莴笋

【原料】莴笋 200 克，彩椒 80 克，松仁 30 克，蒜末、葱段各少许，食盐 3 克，水淀粉 5 毫升，食用植物油适量。

【制作】洗净去皮的莴笋切成丁。洗好的彩椒去蒂，切成丁。锅中注水烧开，加食盐、食用植物油，倒入莴笋、彩椒丁煮至食材断生后捞出沥干。油锅烧热，放入松仁炸至其呈微黄色，捞出，沥干油。锅底留油，放入蒜末、葱段爆香，倒入莴笋、彩椒略炒，加入少许食盐炒匀，淋入适量水淀粉炒匀，撒上炸好的松仁。

【用法】佐餐食用。

【功效】宽肠通便，消积下气。适用于便秘患者。

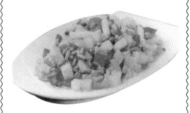

紫菜绿菠蒸蛋

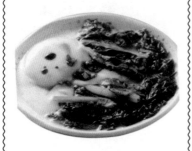

【原料】紫菜 10 克，菠菜 50 克，鸡蛋 180 克（2个），低钠酱油 1 大匙，料酒 1/2 大匙。

【制作】将紫菜剪小段。菠菜洗净切段。先将菠菜段氽烫，用冰水冰镇后沥干。取一小碟放入紫菜段与菠菜段，再磕入生鸡蛋，淋上少许混合后的调味料。以小火蒸 15 分钟。

【用法】佐餐食用。

【功效】保健肠胃，通便排毒。适用于便秘患者。

黑木耳炒白菜

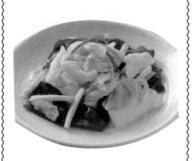

【原料】黑木耳 80 克，大白菜 180 克，葱段 4 克，胡萝卜丝 4 克，食盐 1/2 小匙，酱油 1 匙，橄榄油 1 大匙。

【制作】将大白菜洗净，切成大块。黑木耳泡软后，撕成小朵，清洗干净。热锅加油，放入葱段爆香。放入大白菜块、胡萝卜丝与黑木耳，加食盐和酱油拌炒。快速拌炒后起锅。

【用法】佐餐食用。

【功效】滋养益胃，活血润燥。适用于便秘患者。

茶树菇炒肉丝

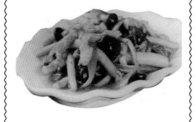

【原料】茶树菇 100 克，青椒 20 克，瘦肉 60 克，姜片、蒜末、葱白各少许，食盐、料酒、老抽、生抽、水淀粉、食用植物油各适量。

【制作】洗净食材，茶树菇去根茎，青椒切细丝。瘦肉切丝，腌渍约 10 分钟。锅中倒水烧开，放食用植物油、食盐、茶树菇煮约半分钟，捞出沥干。用油起锅，倒入肉丝炒至转色，放入姜片、蒜末、葱白、青椒快速翻炒。倒入焯煮好的茶树菇，淋入少许料酒，加入食盐、生抽，倒入适量的水淀粉，炒熟。

【用法】佐餐食用。

【功效】帮助消化，预防便秘。适用于便秘患者。

麻油红薯叶

【原料】红薯叶 200 克，老姜 3 片，麻油 1/2 大匙，酱油、米酒各 1 小匙。

【制作】将红薯叶洗净，去除老茎。热油锅，加入酱油和米酒拌匀，再爆香老姜，加红薯叶和水，翻炒至熟。

【用法】佐餐食用。

【功效】保护肠壁，预防便秘。适用于便秘患者。

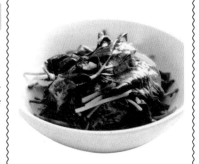

竹笋虾米扒豆腐

【原料】竹笋块、豆腐块各 100 克，虾米 10 克，葱段 5 克，番茄酱、糖各 1 大匙，糯米醋 2 小匙，食用植物油 1 小匙。

【制作】将竹笋洗净余烫后沥干。虾米泡水后沥干备用。将豆腐过油炸熟备用。炒锅中加 1 小匙食用植物油，加其余调味料煮匀，再加入竹笋、虾米、豆腐略煮，撒上葱段。

【用法】佐餐食用。

【功效】益气和胃，清热利水。适用于便秘患者。

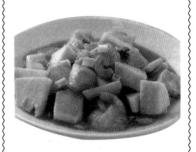

豌豆烧兔肉

【原料】兔肉 400 克，豌豆 150 克，姜片、蒜末、葱花各少许，辣椒酱 10 克，生抽 3 毫升，老抽 2 毫升，食盐、料酒、水淀粉、食用植物油各适量。

【制作】洗净兔肉斩块，余去血水捞出。锅中加水烧开，加食用植物油、食盐，倒入豌豆拌匀，煮至断生后捞出。用油起锅，姜、蒜、葱爆香，倒兔肉炒匀，淋料酒、辣椒酱炒匀，加老抽、生抽炒匀，加水后放食盐炒匀，小火焖 8 分钟至熟。倒入豌豆小火焖 5 分钟，用大火收汁，倒入适量水淀粉炒匀。

【用法】佐餐食用。

【功效】易于消化，防治便秘。适用于便秘患者。

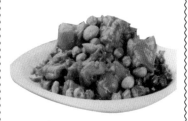

翡翠白菜卷

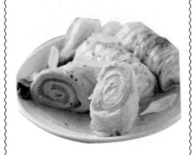

【原料】大白菜叶 4 大叶，未炸豆皮 4 片，米酒、低食盐酱油各 1 大匙，鲣鱼调味粉 1/4 小匙，水淀粉适量，玉米粉、七味粉皆少许。

【制作】将大白菜叶洗净，烫软沥干后用纸巾擦干。将豆皮摊开，用纸巾擦干备用。摊开大白菜叶，撒上玉米粉，铺上显皮，卷起后蒸熟，切段。锅中加 1 杯水煮滚，加鲣鱼调味粉、米酒、酱油、淀粉水勾芡，撒上七味粉。

【用法】佐餐食用。

【功效】通肠轻便，防治高血压。适用于高血压、便秘患者。

芹菜拌兔肉

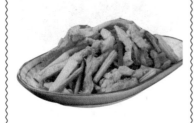

【原料】熟兔肉 500 克，芹菜 100 克。红椒 20 克，蒜末少许，食盐 3 克，生抽、辣椒油、香油、食用植物油各适量。

【制作】芹菜切成段。红椒去籽，切成丝。将兔肉块的骨头剔除，切成丝。锅中倒水烧开，加入少许食用植物油、食盐，倒入芹菜、红椒丝，煮至熟后捞出。将捞出的食材装入碗中，放入兔肉丝，放入少许蒜末，加入适量生抽、食盐，淋入少许辣椒油、香油，拌匀。

【用法】佐餐食用。

【功效】易于消化，防治便秘。适用于便秘患者。

山药豌豆泥

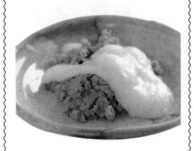

【原料】山药、豌豆各 200 克，糖 2 大匙，猪油 10 克。

【制作】将山药洗净，放入滚水中煮熟，取出去皮并捣成泥状。把豌豆洗净煮软捣成泥状备用。将猪油放入锅中烧热，放入山药泥与糖一起拌炒，水分炒干后，再加入其余猪油炒匀。相同方法炒豌豆泥。炒好后，将山药泥淋在豌豆泥上，盛盘食用。

【用法】佐餐食用。

【功效】滋润肠道，高纤通便。适用于便秘患者。

海参烩红薯叶

【原料】海参段 200 克，银杏 20 克，红薯叶 100 克，红葱头片 5 克，胡萝卜片 30 克，蚝油 1 匙，麻油 1/2 小匙，淀粉水。

【制作】将材料分别洗净备用。分别将海参段、银杏和胡萝卜片汆烫后沥干备用。炒锅加入红葱头片炒香，加入红薯叶及调味料蚝油 1 汤匙，麻油 1/2 小匙煮熟。加入海参段、银杏和胡萝卜片，加入淀粉水（淀粉、水各 2 小匙）煮熟。

【用法】佐餐食用。

【功效】健脑益智，护肠排毒。适用于便秘患者。

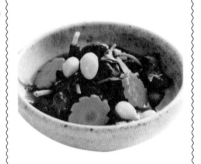

蒜苗酱烧藕片

【原料】莲藕 120 克，蒜苗 3 条，醋、酱油各 2 小匙，麻油、糖、蒜泥各 1 小匙。

【制作】将莲藕洗净去皮切片，以滚水烫过后取出。蒜苗洗净切碎。锅中放入适量麻油烧煮，加入莲藕片、其余调味料和 2 杯水以大火烧煮。煮到汤汁剩一半时，加入蒜苗碎，以小火翻炒约 3 分钟起锅。

【用法】佐餐食用。

【功效】高纤通便，消脂排毒。适用于便秘患者。

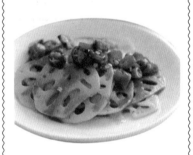

玉米粒炒鸭肉

【原料】鲜玉米粒 150 克，鸭肉 100 克，胡萝卜 50 克，姜片、蒜末、葱白、食盐、生抽、料酒、水淀粉、食用植物油适量。

【制作】胡萝卜切丁。鸭肉切成丁，腌渍 10 分钟。热锅倒水烧开，加食盐，放玉米粒和胡萝卜，煮至食材断生后捞出。用油起锅，放姜片、蒜末、葱白爆香，倒入鸭肉快速翻炒，淋入料酒炒至转色，倒入焯煮好的食材，翻炒，加食盐炒至入味，倒入少许水淀粉。

【用法】佐餐食用。

【功效】促进胃肠蠕动，助消化。适用于便秘患者。

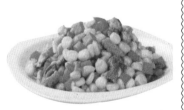

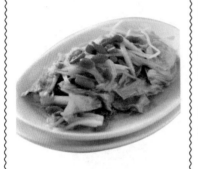

枸杞炒小白菜

【原料】小白菜 300 克，姜丝 30 克，枸杞 20 克，低钠食盐、鲣鱼调味粉、米酒各 1/2 小匙，麻油 1 小匙、食用植物油适量。

【制作】将枸杞和小白菜洗净后备用。锅中加入适量食用植物油把姜丝爆香后，将其余调味料加入炒匀。再加入枸杞与小白菜拌炒至熟。

【用法】佐餐食用。

【功效】滋润肠道，调节血压。适用于便秘患者。

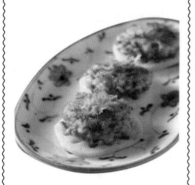

藕香肉饼

【原料】莲藕 300 克，藕片 100 克，绞肉 150 克，鸡蛋 1 个，香菇丁 50 克，葱花 20 克，香菜叶 5 克，食盐 1/2 小匙，酱油、香油各 1 小匙，米酒 2 小匙，淀粉 1 大匙，橄榄油 2 大匙。

【制作】将莲藕洗净去皮，用刨刀刨成碎，加入所有材料拌匀。将橄榄油以外的调味料拌匀，分 3 次拌入材料中，用手揉成约 10 个肉饼。热锅放橄榄油，以中小火将肉饼煎熟放到藕片上，并撒上香菜叶。

【用法】佐餐食用。

【功效】生津止渴，清热解毒。适用于便秘患者。

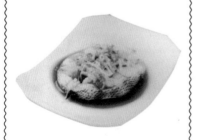

香菇蒸鳕鱼

【原料】鳕鱼肉 200 克，香菇 40 克，泡小米椒 15 克，姜丝、葱花各少许，料酒 4 毫升，食盐、蒸鱼豉油各适量。

【制作】泡小米椒切碎。洗好的香菇切成条。洗净的鳕鱼肉装入碗中，放入适量料酒、食盐，拌匀，再加入香菇、小米椒碎、姜丝。将处理好的鳕鱼放入烧开的蒸锅中，用中火蒸至食材熟透，浇上少许蒸鱼豉油，撒上葱花。

【用法】佐餐食用。

【功效】增强免疫力，通便排毒。适用于便秘患者。

魔芋萝卜

【原料】魔芋、白萝卜各 120 克，芋头 150 克，大蒜泥 1 大匙，糖、料酒各 2 大匙。

【制作】将魔芋切成大块。白萝卜与芋头洗净，去皮切大块。将芋头块与魔芋块分别以滚水烫过后取出。锅中加糖、料酒和 2 杯水，再放入魔芋块、白萝卜块与芋头块一起煮。煮滚后，加大蒜泥以小火煮 3 分钟。

【用法】佐餐食用。

【功效】润肠通便，高纤排毒。适用于便秘患者。

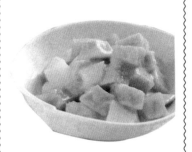

四宝鳕鱼丁

【原料】鳕鱼肉 200 克，胡萝卜 150 克，豌豆 100 克，玉米粒 90 克，鲜香菇 50 克，姜片、蒜末、葱段少许，食盐、料酒、水淀粉、食用植物油各适量。

【制作】洗净食材，胡萝卜、香菇切丁。鳕鱼肉切丁腌渍约 10 分钟。豌豆、胡萝卜、香菇、玉米焯煮至断生捞出。鳕鱼丁滑油后捞出。用油起锅，放姜片、蒜末、葱段爆香，倒入焯过水的食材，大火炒匀，放鳕鱼丁，加少许食盐、料酒，用中火翻炒，倒入适量水淀粉。

【用法】佐餐食用。

【功效】利水消肿排便，缓解肾脏压力。适用于便秘患者。

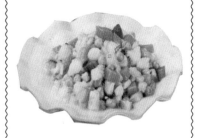

红白萝卜卤花生

【原料】胡萝卜丁、白萝卜丁各 100 克，花生 200 克，香菇丁 50 克，香菜叶 2 克，姜片、八角、蚝油、高汤、食盐适量。

【制作】将花生洗净，放入食盐与适量清水中浸泡 30 分钟。泡好后和其余材料、其余调味料放入锅中煮滚，转小火炖煮至花生熟软，放上香菜。

【用法】佐餐食用。

【功效】增加抵抗力，降低胆固醇。适用于便秘患者。

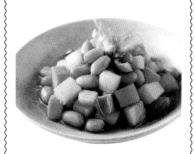

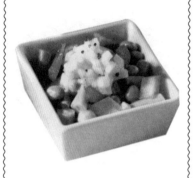

洋葱酱拌什锦豆

【原料】毛豆荚 250 克，豌豆 100 克，四季豆 80 克，紫洋葱 1/8 个，红甜椒、黄甜椒各 1 个，黄芥末、橄榄油各 1/2 小匙，白酒、醋、食盐、黑胡椒少许。

【制作】将所有材料洗净。紫洋葱剁碎。甜椒去蒂和籽，切块。取锅放少许食盐及适量水煮滚，放入豆类烫熟，去壳膜，四季豆切丁。将所有调味料混合拌匀，拌入食材中，盛盘。

【用法】佐餐食用。

【功效】降低血脂，平稳血压。适用于便秘患者。

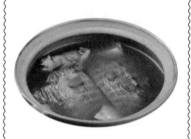

清炖甲鱼

【原料】甲鱼块 400 克，姜片、枸杞各少许，食盐 2 克，料酒 6 毫升。

【制作】锅中注水烧开，淋入少许料酒，倒入甲鱼块，氽去血水，沥干水分，置于盘中，待用。砂锅中注水，大火烧开，倒入甲鱼块，放入洗净的枸杞、姜片，再淋入料酒，煮沸后转小火煲煮约 40 分钟，至食材熟透，加入食盐，搅拌匀，续煮片刻至入味。

【用法】佐餐食用。

【功效】滋阴凉血，补益调中。适用于便秘患者。

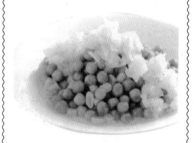

香蒜豌豆色拉

【原料】豌豆 50 克，玉米粒 30 克，洋葱 1/4 个，大蒜 1 瓣，橄榄油 4 小匙，柠檬汁少许。

【制作】将豌豆放入锅中，加入清水煮软取出。将洋葱洗净去皮，切成细碎状，大蒜去皮磨成泥。将橄榄油与柠檬汁混匀后，加入大蒜泥调成汁。将豌豆与玉米粒混合，放上洋葱碎，淋上橄榄油、柠檬汁和蒜泥调成的酱汁，食用。

【用法】佐餐食用。

【功效】整肠通便，补脾健胃。适用于便秘患者。

黄豆拌黑木耳

【原料】黄豆 50 克，黑木耳 150 克，食盐 1/4 小匙，胡椒粉、香油各少许。

【制作】将黄豆泡水 3 个小时，蒸熟后沥干备用。将黑木耳洗净泡软切片，余烫沥干备用。将蒸熟的黄豆和切片的黑木耳与调味料拌匀。

【用法】佐餐食用。

【功效】降低血脂，滋润肠道。适用于便秘患者。

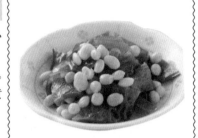

味噌毛豆鸡柳

【原料】鸡柳 2 条，毛豆 100 克，蒜末 10 克，橄榄油 2 匙，米酒、酱油各 1 小匙。

【制作】将鸡柳切小条，拌入米酒、酱油后静置约 20 分钟。毛豆洗净，以滚水余烫去薄膜，切碎后备用。热锅放油，将鸡柳煎至两面微黄取出。用同一锅爆香大蒜末，接着放入毛豆碎拌匀。淋在鸡柳上。

【用法】佐餐食用。

【功效】改善便秘，平稳血压。适用于便秘患者。

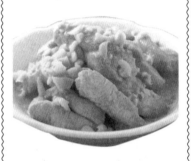

蒜蓉粉丝蒸鲍鱼

【原料】鲍鱼 150 克，水发粉丝 50 克，蒜末、葱花各少许食盐 2 克，生粉 8 克，生抽、香油、食用植物油各适量。

【制作】洗净的粉丝切小段。鲍鱼的肉和壳分开，清洗干净。蒜末倒碗中，加食盐、生抽、食用植物油、生粉、香油拌匀，制成味汁。取蒸盘，摆上鲍鱼壳。再将鲍鱼肉塞入鲍鱼壳中，把切好的粉丝放在鲍鱼肉上，再放入味汁。蒸锅上火烧开，放入蒸盘，蒸至全部食材熟透，撒上葱花，淋上少许热油。

【用法】佐餐食用。

【功效】滋阴补虚，润滑肠道。适用于便秘患者。

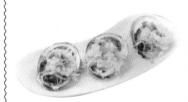

芋香烧鸡

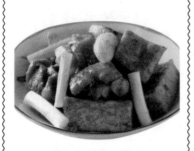

【原料】芋头、去骨鸡腿肉块各 250 克，大蒜、葱段各 10 克，食盐半小匙，酱油、米酒各 1 大匙，糖 1/2 大匙，橄榄油 2 大匙。

【制作】将芋头洗净去皮切块，放入热油锅中煎至外表微黄取出。鸡腿肉块洗净氽烫后，去血水备用。炒锅爆香大蒜末和葱段，放入芋头块、鸡腿肉块拌炒。放入其余调味料和水煮滚，转小火炖至芋头松软。

【用法】佐餐食用。

【功效】宽肠充饥，消肿解毒。适用于便秘患者。

莲藕海带烧肉

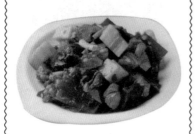

【原料】莲藕 200 克，海带 100 克，猪腱肉 200 克，八角 6 克，姜片、葱段各少许，糖 4 克，水淀粉 6 毫升，生抽、老抽、料酒、食用植物油适量。

【制作】洗净的莲藕切丁，海带切段。洗净的猪腱肉切丁。锅中注水烧开，放海带、藕丁，倒醋，煮 1 分钟后捞出沥干。用油起锅，放姜片、葱段、八角爆香，倒入肉丁炒至变色，加料酒、生抽、老抽、糖炒匀，倒适量清水煮沸，加焯过水的食材炒匀，小火焖 20 分钟至熟透入味。大火收汁，倒水淀粉，放葱段。

【用法】佐餐食用。

【功效】抗凝血，降血压。适用于高血压病、便秘患者。

什锦黑木耳

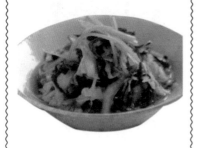

【原料】干香菇 2 朵，干黑木耳 3 朵，胡萝卜 25 克，白菜 80 克，食盐、食用植物油各适量。

【制作】将香菇与干黑木耳泡软，去蒂切丝。胡萝卜与白菜切细丝。锅中加油烧热，放所有材料以大火快速翻炒，再加食盐拌炒熟。

【用法】佐餐食用。

【功效】清肺润肠，强化免疫力。适用于便秘患者。

纳豆拌苦瓜

【原料】苦瓜 200 克，纳豆 50 克，胡萝卜 50 克，低食盐酱油 2 小匙。

【制作】将苦瓜切半洗净，去籽切块，烫后沥干。胡萝卜洗净切丝盛盘备用。将纳豆与酱油混匀。将纳豆淋在苦瓜上。

【用法】佐餐食用。

【功效】预防便秘，帮助消化。适用于便秘患者。

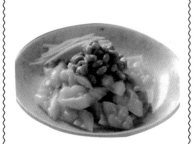

葱烧海参

【原料】水发海参 200 克，大葱 70 克，姜片、蒜末、葱白各少许，食盐 7 克，糖 3 克，蚝油 5 克，料酒 10 毫升，老抽、水淀粉、食用植物油各适量。

【制作】洗净食材，大葱切成约 3 厘米长段，海参切成小块。锅中加水烧开，注少许食用植物油，加食盐、料酒，倒入海参中火煮约 3 分钟至入味，捞出，沥干。用油起锅，倒大葱爆炒香，再放姜片、蒜末、葱白炒匀，倒入海参，淋入料酒，转小火，加食盐、糖，淋老抽，加清水煮沸。放入蚝油，转大火收干汤汁，倒入少许水淀粉。

【用法】佐餐食用。

【功效】滋补肾虚，预防便秘。适用于便秘患者。

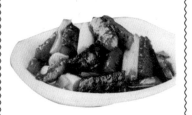

味噌烧山苏

【原料】山苏 250 克，柳松菇 50 克，秀珍菇 50 克，胡萝卜片 30 克，味噌、糖适量。

【制作】所有材料洗净。山苏切段。秀珍菇切片。连同柳松菇、胡萝卜片汆烫，沥干备用。将不沾锅加入调味料煮滚，再加入全部食材煮至入味。

【用法】佐餐食用。

【功效】利尿降糖，保护肠道。适用于便秘患者。

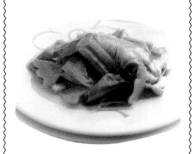

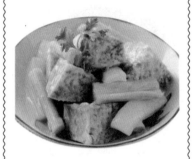

牛蒡炖芋头

【原料】牛蒡 200 克，芋头 80 克，魔芋片 50 克，食盐 1/4 小匙，胡椒粉少许。

【制作】将牛蒡洗净，去皮切块，略敲几下后备用。将芋头洗净，去皮切块。魔芋片以滚水汆烫。锅中加入适量的水，将所有食材加入炖煮，熟后略收干汤汁。加调味料调味。

【用法】佐餐食用。

【功效】降低胆固醇，稳压通便。适用于便秘患者。

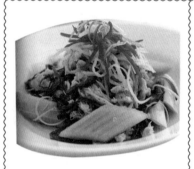

香芹金枪鱼沙拉

【原料】西芹、洋葱各 50 克，罐头金枪鱼 60 克，小黄瓜 150 克，泡发的黑木耳少许，沙拉酱 1 大匙。

【制作】芹菜洗净，去老梗切薄片。洋葱和黑木耳切丝。小黄瓜洗净，切斜薄片。罐头金枪鱼剁碎，加沙拉酱拌匀。

【用法】佐餐食用。

【功效】安定神经，减压通便。适用于便秘患者。

芹菜拌海带丝

【原料】水发海带 100 克，芹菜梗 85 克，胡萝卜 35 克，食盐 3 克，香油 5 毫升，凉拌醋 10 毫升，食用植物油少许。

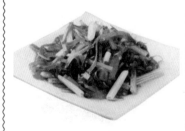

【制作】将洗好的芹菜梗切成小段。洗净去皮的胡萝卜切成丝。洗好的海带切成粗丝。锅中注水烧开，加入少许食盐、食用植物油，倒入海带丝、胡萝卜丝、芹菜梗，搅拌匀，煮 2 分钟后捞出，沥干水分，待用。把焯煮过的食材装入碗中，加入适量食盐，倒入少许凉拌醋，淋入适量香油拌匀。

【用法】佐餐食用。

【功效】促进肠道蠕动，加快粪便的排出。适用于便秘患者。

泡菜炒鱼丁

【原料】金枪鱼块150克，葱段、姜丝各20克，自制低食盐酸辣泡菜100克，胡椒粉、粗辣椒粉各1/2小匙，低钠食盐2小匙，食用植物油1小匙。

【制作】将泡菜切丝备用。锅中放油，爆香葱段、姜丝和泡菜丝，加入其余调味料熬煮。加入金枪鱼块焖煮。

【用法】佐餐食用。

【功效】疏通血管，降低胆固醇。适用于便秘患者。

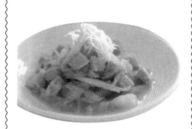

橄榄油蒜香蟹味菇

【原料】蟹味菇200克，彩椒40克，蒜末、黑胡椒粒各少许，食盐3克，橄榄油5毫升，食用植物油适量。

【制作】将洗净的彩椒切粗丝。锅中注水烧开，加入少许食盐、食用植物油，放入洗净的蟹味菇，彩椒丝，煮约1分钟后捞出，沥干水分，待用。将焯煮熟的食材装入碗中，加入少许食盐，撒上蒜末，倒入适量橄榄油，拌匀，撒上黑胡椒粒。

【用法】佐餐食用。

【功效】预防便秘，降低胆固醇。适用于高脂血症、便秘患者。

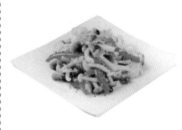

烤鱼

【原料】旗鱼150克，大蒜末10克，辣椒丝10克，葱段10克，酱油1/2小匙，酒、糖各1小匙。

【制作】将调味料与大蒜末混合即为腌烤酱。旗鱼洗净备用。将1/3的腌烤酱铺盘底，放上旗鱼再铺上剩余腌烤酱，放冰箱6个小时。将旗鱼放入180℃的烤箱中烤熟，撒上辣椒丝、葱段。

【用法】佐餐食用。

【功效】降低胆固醇，保护肠道。适用于便秘患者。

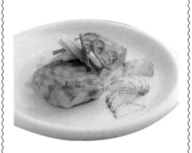

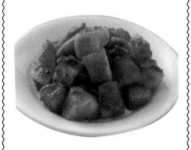

韩风辣萝卜

【原料】胡萝卜、白萝卜各 2 根，辣椒粉 60 克，姜泥 3 大匙，糖 1 大匙。

【制作】将材料洗净连皮切小块，装盒备用。加入糖搅拌均匀，静置一段时间后会释出水分。等水分刚好腌过萝卜时，盖上盒盖，加其余调味料，放冰箱中冰镇，隔天取出食用。

【用法】佐餐食用。

【功效】消食化痰，帮助代谢。适用于便秘患者。

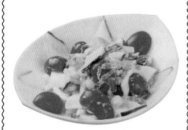

橄榄油蔬菜沙拉

【原料】鲜玉米粒 90 克，圣女果 120 克，黄瓜 100 克，熟鸡蛋 1 个，生菜 50 克，沙拉酱 10 克，糖 7 克，醋、食盐、橄榄油 3 毫升。

【制作】黄瓜切片，生菜切碎，圣女果对半切开。熟鸡蛋剥壳，切取蛋白切小块。锅中加水烧开，倒玉米粒煮半分钟至其断生捞出，沥干。取适量黄瓜片摆盘。玉米粒装碗中，放圣女果、黄瓜、蛋白，加沙拉酱、糖、凉拌醋，放入食盐、橄榄油调匀，装盘撒上生菜。

【用法】佐餐食用。

【功效】助消化，助排便。适用于便秘患者。

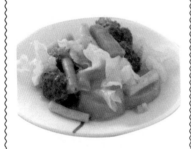

咖喱银耳烩鲜蔬

【原料】干银耳、胡萝卜各 50 克，西兰花 75 克，四季豆 30 克，橄榄油 1 小匙，咖喱粉 1 大匙，脱脂鲜奶 1 杯，食盐 1/4 小匙，糖 1/2 小匙，水淀粉（淀粉、水各 1 匙），水 2 小匙。

【制作】将干银耳泡水至软，去蒂，切片。将西兰花洗净切小朵。胡萝卜洗净去皮切块。四季豆洗净切段。热油锅，炒香咖喱粉，加鲜奶煮匀，再加所有材料、食盐和糖，以中火煮 5 分钟。起锅前用淀粉水勾芡。

【用法】佐餐食用。

【功效】增强抵抗力，促进排毒。适用于便秘患者。

醋渍白菜

【原料】白菜 300 克，蔬菜高汤 1 杯，胡萝卜 10 克，辣椒 5 克，食盐 1/2 小匙，醋 1 杯，料酒 2 匙。

【制作】将白菜洗净，加入食盐，汆烫后取出。胡萝卜洗净切丝备用，辣椒切丁。将白菜取出，将水分挤干，切成块状。把醋与料酒混合，加入蔬菜高汤中。汤汁放凉后倒入密封罐中，加入白菜块、胡萝卜丝、辣椒丁，将瓶盖封紧。将白菜腌制储存 1 天后食用。

【用法】佐餐食用。

【功效】促进肠道蠕动，提高代谢能力。适用于便秘患者。

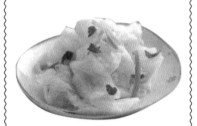

芥末香芹

【原料】枸杞 20 克，温水 30 毫升，西芹 400 克，食盐 1/2 小匙，芥末酱、酱油各 1 大匙，蜂蜜适量。

【制作】西芹洗净，横切长段。枸杞洗净，备用。所有调味料拌匀成蘸酱，备用。用开水汆烫西芹后过冷水，沥干装盘，撒上枸杞子，食用时蘸酱。

【用法】佐餐食用。

【功效】镇静神经，预防便秘。适用于便秘患者。

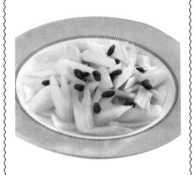

紫苏炸豆腐

【原料】紫苏叶 5 片（约 20 克），豆腐 300 克，面粉 2 大匙，面包粉 4 大匙，鸡蛋液 70 克，食盐适量。

【制作】将紫苏叶洗净切碎，与面包粉和食盐混匀成炸粉。将豆腐切小方块，沾裹面粉，再沾蛋液，裹上炸粉备用。锅上火放油，170℃时炸熟。

【用法】佐餐食用。

【功效】预防贫血，保健肠道。适用于便秘患者。

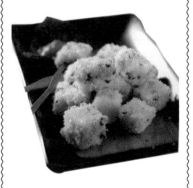

黑芝麻蒜香牛蒡

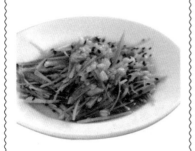

【原料】黑芝麻2大匙，牛蒡150克，大蒜2瓣，醋、糖、酱油、料酒、橄榄油各1小匙，食盐半小匙。

【制作】将牛蒡洗净，去皮切成细丝。在滚水中加入牛蒡丝，烫过后取出。将大蒜去皮，拍碎。在锅中放油加热，放入大蒜碎与牛蒡丝，加入其余调味料拌炒。撒上黑芝麻一起翻炒，起锅。

【用法】佐餐食用。

【功效】缓解便秘，补脑养身。适用于便秘患者。

可口泡菜

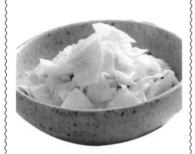

【原料】圆白菜400克，米醋2大匙，食盐2小匙。

【制作】圆白菜洗净切小块，撒上食盐稍抓，静置10分钟，出水后洗掉盐分，沥干水分。加入米醋和食盐，冷藏10分钟后，食用。

【用法】佐餐食用。

【功效】消除疲劳，促进消化。适用于便秘患者。

素炒什锦

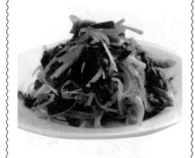

【原料】裙带菜100克，胡萝卜60克，葱1根，金针菇50克，酱油、糖、食盐、食用植物油各1小匙，料酒2小匙。

【制作】将胡萝卜洗净去皮切丝。裙带菜洗净切条，葱与金针菇洗净切段。锅中放油加热，加入胡萝卜丝、葱丝、料酒与酱油拌炒。胡萝卜丝炒软后，加裙带菜条与金针菇段拌炒，再放糖与食盐调味。

【用法】佐餐食用。

【功效】利脾润肠，明目健身。适用于便秘患者。

海带芝麻牛蒡丝

【原料】牛蒡、海带各 30 克，白芝麻 3 克，辣椒 5 克，葱花 5 克，酱油 2 小匙，香油 1 小匙，胡椒粉 3 克。

【制作】将牛蒡洗净去皮，海带洗净切丝，分别氽烫，取出备用，辣椒洗净切丝备用。将所有食材放入碗中，加上辣椒丝、葱花和调味料拌匀之后，撒上白芝麻。

【用法】佐餐食用。

【功效】改善便秘，保护肌肤。适用于便秘患者。

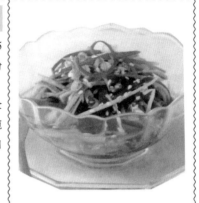

蒜香小白菜

【原料】小白菜 6 片，大蒜 2 瓣，红辣椒 1 个，醋、冰糖各 2 大匙，酱油 1 大匙。

【制作】小白菜洗净，沥干水分，切片，氽烫后盛盘备用。大蒜切末，红辣椒去籽切丝，备用。将所有调味料和蒜末混合，淋在小白菜上，撒上红辣椒丝。

【用法】佐餐食用。

【功效】清血去油，利尿解毒。适用于便秘患者。

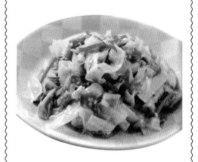

咖喱凉拌海蜇皮

【原料】海蜇皮 150 克，姜 3 片，西芹、胡萝卜各 50 克，泰国酸辣咖喱酱 3 大匙，糖 2 大匙，麻油 1 小匙。

【制作】西芹洗净去老皮，切斜片。海蜇皮切丝，用 80℃的热水氽烫，再浸泡于冷水中至完全泡发后沥干。胡萝卜、姜去皮切丝，与西芹、海蜇皮和所有调味料拌匀，食用。

【用法】佐餐食用。

【功效】清肠排毒，开胃润肠。适用于便秘患者。

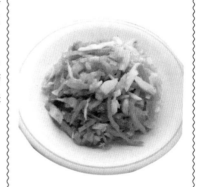

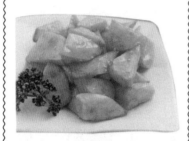

蜜汁红薯

【原料】红薯 200 克，冰糖、蜂蜜各 20 克。

【制作】将红薯去皮，切小块。在锅中放入清水 200 毫升，放进冰糖使其融化，接着再放入红薯块与蜂蜜。水烧开后，去掉浮在水面的泡沫，再以小火慢煮。等汤汁煮至黏稠时，熄火。

【用法】佐餐食用。

【功效】促进肠道蠕动，清热润肠。适用于便秘患者。

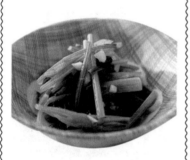

清拌菠菜

【原料】菠菜 400 克，大蒜 2 瓣，酱油 1 小匙，食盐、香油各适量。

【制作】菠菜洗净，去掉根部，切长段。大蒜切碎，备用。热锅加水煮滚，加少许食盐，烫熟菠菜，沥干盛盘备用。调味料和蒜碎拌匀，淋到菠菜上食用。

【用法】佐餐食用。

【功效】改善循环，整肠健胃。适用于便秘患者。

瘦肉焖土豆

【原料】土豆 300 克，瘦肉 150 克，蒜、葱白各少许，食盐 3 克，生粉、料酒、老抽、生抽、蚝油、水淀粉、食用植物油各适量。

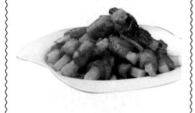

【制作】洗净食材，土豆切条。瘦肉切片，腌渍 10 分钟。锅中注水烧开，加食盐，放土豆煮至熟，捞出沥干。取一盘子，撒上生粉，取肉片摊平，放土豆条卷起裹好，装盘，撒上少许生粉。热锅注油烧至五成热，放土豆肉卷炸约 2 分钟至熟。锅底留油，倒蒜、葱爆香，加料酒、清水、食盐、老抽、耗油拌匀。倒入土豆肉卷，煮约 1 分钟至入味，加水淀粉。

【用法】佐餐食用。

【功效】防治便秘，减轻体重。适用于肥胖症、便秘患者。

红烧猴头菇

【原料】猴头菇 3 朵，百叶豆腐 1 块，白萝卜 100 克，姜片 10 克，油菜 30 克，蚝油、橄榄油各 1 大匙，糖 1 小匙。

【制作】将白萝卜切块。油菜洗净，百叶豆腐切块。猴头菇泡软后，用手撕成块状备用。热锅放油，爆香姜片，放入以上食材及蚝油、糖、水，小火煮至汤汁收干。

【用法】佐餐食用。

【功效】帮助消化，提高免疫力。适用于便秘患者。

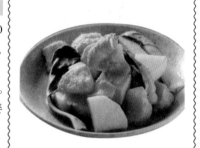

时蔬炒鲜菇

【原料】黑木耳、银耳各 1 小片，鲜香菇 150 克，金针菇 30 克，胡萝卜、芹菜、里脊肉丝各 100 克，蒜末 10 克，食盐 1 小匙，麻油适量，橄榄油 2 小匙。

【制作】将黑木耳泡发后洗净切丝。银耳泡发后洗净，去蒂撕小朵。鲜香菇切丝，金针菇去尾洗净拆松。胡萝卜去皮切丝，芹菜切段。热锅放橄榄油，爆香蒜末，放入所有材料，快速拌炒之后，再加入食盐、麻油调味。

【用法】佐餐食用。

【功效】补气益胃，降压降脂。适用于便秘患者。

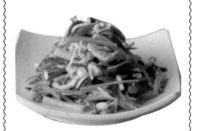

茭白烧黄豆

【原料】茭白 180 克，彩椒 45 克，水发黄豆 200 克，蒜末、葱花少许，食盐 3 克，蚝油 10 克，水淀粉、香油、食用植物油适量。

【制作】茭白、彩椒切丁。锅中注水烧开，放食盐、食用植物油、茭白、彩椒、黄豆，煮 1 分钟后捞出，沥干。油锅烧热，加蒜末爆香，倒入焯过水的食材，翻炒，放蚝油和食盐，炒匀调味，加水，大火收汁，淋入适量水淀粉，勾芡，放入少许香油、葱花，翻炒均匀。

【用法】佐餐食用。

【功效】防治便秘，降低胆固醇。适用于高血压、动脉硬化、便秘患者。

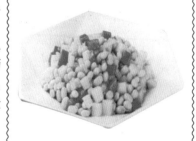

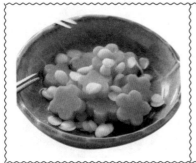

杏仁红薯

【原料】南杏 20 克，红薯 150 克，糖 2 小匙。

【制作】将红薯去皮洗净，以模具压成花状，蒸熟后待凉备用。将南杏用热水略烫，放凉备用。将红薯、南杏和糖混合，置于冰箱冰镇一晚食用。

【用法】佐餐食用。

【功效】促进消化，高纤通便。适用于便秘患者。

土豆紫甘蓝沙拉

【原料】土豆 200 克，黄瓜 90 克，胡萝卜 90 克，鸡蛋 1 个，紫甘蓝 70 克，葱花少许，食盐 3 克，橄榄油 2 毫升。

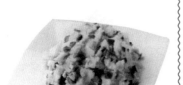

【制作】洗净食材，土豆去皮切片，黄瓜、紫甘蓝和去皮的胡萝卜切丁。土豆装盘，放入烧开的蒸锅中，再放入鸡蛋，大火蒸 10 分钟至熟。把土豆压成泥，鸡蛋剥壳切粒状。锅中注水烧开，放食盐，倒入胡萝卜丁，煮好后捞出，沥干水分。胡萝卜、紫甘蓝、黄瓜加入土豆泥中，放葱花，加食盐、橄榄油拌均匀，再倒入切好的鸡蛋。

【用法】佐餐食用。

【功效】稳定血压，预防便秘。适用于高血压、便秘患者。

洋菇拌干丝

【原料】洋菇、豆干丝各 100 克，芫荽 40 克，胡萝卜丝 30 克，食盐 1/2 小匙，香油 1 小匙，酱油 1 大匙。

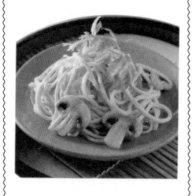

【制作】将洋菇洗净切薄片，和豆干丝、胡萝卜丝放入滚水中汆烫取出。芫荽洗净备用。将所有调味料拌匀，淋在食材上，撒上芫荽。

【用法】佐餐食用。

【功效】提高免疫力，清理肠道。适用于便秘患者。

玉米海带芽色拉

【原料】玉米粒 60 克，海带芽 50 克，小黄瓜 1 根，小西红柿 5 颗，芝麻酱 2 大匙，醋 1 大匙，橄榄油、麻油、糖各 1 小匙。

【制作】将海带芽洗净，放入水中泡软备用。小黄瓜洗净横切成片。将小西红柿洗净，去蒂对切。将玉米粒、海带、小黄瓜、西红柿放入盘中。将所有调味料混合淋入。

【用法】佐餐食用。

【功效】清洁肠道，健脾通便。适用于便秘患者。

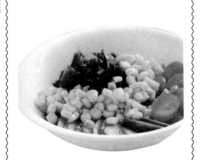

香芹拌洋菇

【原料】芹菜 15 克，豆腐 1 块，洋菇 120 克，橄榄油、芝麻酱各 1 大匙，食盐 1 小匙。

【制作】将洋菇洗净，用滚水烫过，取出切片。将豆腐放入热水烫过，取出切成小块。将芹菜洗净汆烫，取出切段。将豆腐块、洋菇片与芹菜段放入盘中，淋上混匀的调味料，食用。

【用法】佐餐食用。

【功效】高纤瘦身，润肠通便。适用于便秘患者。

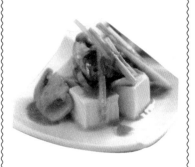

黄豆炖鳝鱼

【原料】鳝鱼 400 克，水发黄豆 80 克，姜片、葱花各少许，食盐 4 克，料酒 6 毫升，胡椒粉少许。

【制作】把处理干净的鳝鱼斩成小块，加入少许料酒、食盐抓匀，腌渍 15 分钟至入味。砂锅中注水烧开，放入泡发洗好的黄豆，用小火煮 20 分钟，放入姜片、鳝鱼块，拌匀，加入适量料酒。用小火煮 15 分钟至食材熟透，放入适量食盐、胡椒粉调味，撒上葱花。

【用法】佐餐食用。

【功效】增强免疫力，增强肠道蠕动。适用动脉硬化、便秘患者。

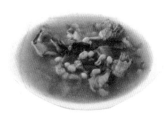

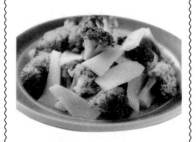

鲜笋西兰花

【原料】西兰花 300 克，笋片 30 克，鲣鱼调味粉 1/4 小匙，香油 1 小匙，低钠食盐、米酒各 1/2 小匙，食用植物油少许。

【制作】将西兰花洗净、切小朵。笋片洗净备用。在锅中放入少许食用植物油炒笋片，再将其余调味料加进去拌炒。加西兰花及少许水炒熟。

【用法】佐餐食用。

【功效】提高免疫，保护肠胃。适用于便秘患者。

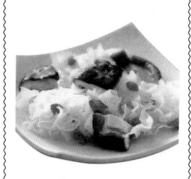

枸杞鲜菇

【原料】鲜香菇 80 克，泡发银耳 50 克，枸杞 20 克，低钠食盐、米酒各 1/2 小匙，香油、食用植物油各 1 小匙。

【制作】将鲜香菇氽烫切块。银耳撕成小朵。炒锅加入 1 小匙食用植物油，加入鲜香菇块略炒。加入银耳、枸杞炒熟，加入其余调味料调味。

【用法】佐餐食用。

【功效】滋补肝肾，软化血管。适用于便秘患者。

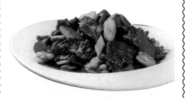

蚕豆牛肉

【原料】牛肉 200 克，蚕豆 150 克，红椒 15 克，蒜末、葱白、姜片各少许，食盐 4 克，水淀粉 10 毫升，料酒、生抽、食盐、蚝油、食用植物油各适量。

【制作】洗净食材，红椒切片，牛肉切片，腌渍 10 分钟。锅中注水烧开，倒入牛肉，氽至转色，捞出。蚕豆焯水后捞出，剥去外皮。用油起锅，倒入姜片、葱白、蒜末爆香，倒入红椒片炒香，倒入牛肉，淋入少许料酒，翻炒一会，倒入蚕豆，加食盐、蚝油、生抽，翻炒入味，加入少许水淀粉炒匀。

【用法】佐餐食用。

【功效】增强记忆力，降低胆固醇。适用于便秘患者。

玉米炒油菜

【原料】玉米粒 40 克，油菜 150 克，糖、食盐各 1/4 小匙，酱油 1 小匙，胡椒粉 1/6 小匙，水淀粉 1 小匙。

【制作】将油菜洗净切小段。锅中加热水、食盐，放入油菜段氽烫后，沥干备用。将玉米粒、酱油、糖和胡椒粉加入炒锅中略炒，加少许水煮熟，用淀粉水勾芡。将玉米粒淋在油菜上。

【用法】佐餐食用。

【功效】改善便秘，帮助消化。适用于便秘患者。

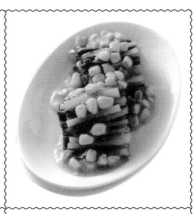

西红柿魔芋冻

【原料】西红柿 2 个，魔芋冻 70 克，梅子 8 颗，醋 3 大匙，糖 2 大匙。

【制作】将西红柿洗净去蒂，和魔芋冻匀切成小块。梅子去籽。将醋、糖和去籽梅子倒入碗中，搅拌均匀，做成腌料。把西红柿块、魔芋冻块倒入碗中，用腌料腌 2 天。

【用法】佐餐食用。

【功效】降低胆固醇，促进排便。适用于便秘患者。

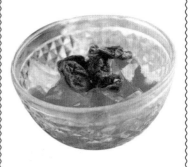

韭菜虾米炒蚕豆

【原料】蚕豆 160 克，韭菜 100 克，虾米 30 克，食盐 3 克，料酒 5 毫升，水淀粉、食用植物油各适量。

【制作】洗净的韭菜切段。锅中注水烧开，加食盐、食用植物油，倒入蚕豆，煮约 1 分钟后捞出，沥干。用油起锅，放入洗净的虾米大火炒香，倒入韭菜，翻炒一会儿，至其变软，淋入适量料酒，炒香、炒透，加少许食盐，炒匀调味。倒入焯过水的蚕豆，快速翻炒几下，至全部食材熟透，用水淀粉勾芡。

【用法】佐餐食用。

【功效】促进肠道蠕动，降压减脂。适用于高脂血症、便秘患者。

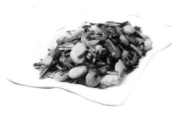

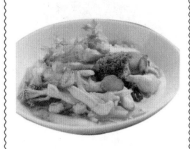

西兰花炒鸡肉

【原料】西兰花 100 克，洋葱 30 克，鸡胸肉 120 克，大蒜 1 瓣，橄榄油 1 小匙，米酒 1 大匙，酱油 2 小匙。

【制作】将材料洗净。西兰花切小朵，洋葱去皮切小块，鸡胸肉切块，大蒜切片。将洋葱、鸡胸肉块放入容器中，搅拌均匀，静置 20 分钟。热油锅，爆香大蒜片，加入洋葱、鸡胸肉，炒香洋葱，再加米酒、酱油续炒，待鸡胸肉炒熟后，放西兰花炒熟。

【用法】佐餐食用。

【功效】保肝解毒，预防便秘。适用于便秘患者。

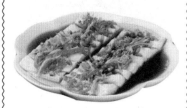

银鱼虾干蒸豆腐

【原料】豆腐 300 克，水发银鱼干 50 克，水发虾干 30 克，姜丝 30 克，红椒丝、葱花各少许，蒸鱼豉油 20 毫升，食用植物油适量。

【制作】把洗净的豆腐斜刀切成块，装盘，撒上洗净的虾干、银鱼干，再放上姜丝、红椒丝，淋入适量的蒸鱼豉油及食用植物油。把处理好的豆腐放入加热后的蒸锅，用大火蒸约 8 分钟至食材熟透，撒上葱花，浇上少许熟油。

【用法】佐餐食用。

【功效】助于消化吸收，促进排便。适用于便秘患者。

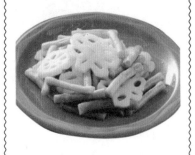

莲藕炒四季豆

【原料】莲藕 200 克，四季豆 100 克，蔬菜高汤 1 杯，橄榄油 1 小匙，糖、酱油各 1 大匙。

【制作】将莲藕洗净后去皮切片。四季豆洗净去老茎后切段备用。橄榄油入锅，加莲藕、高汤及糖略煮。加入四季豆段及酱油煮匀烧干。

【用法】佐餐食用。

【功效】预防便秘，健脾益气。适用于便秘患者。

焗烤秋葵

【原料】小西红柿 6 颗，秋葵 200 克，乳酪丝、乳酪粉适量，洋葱丝 20 克，鲜奶油 50 毫升，食盐、黑胡椒各少许，橄榄油 1 小匙。

【制作】将小西红柿洗净对切。秋葵汆烫后去蒂备用。热锅放油，炒香洋葱丝，依序加入鲜奶油、西红柿、食盐拌炒，转小火续煮至浓稠状，铺在烤具上，撒上秋葵、乳酪丝，放入预热 200℃ 的烤箱中，烤约 4 分钟至表面呈金黄色后，撒上乳酪粉和黑胡椒粉。

【用法】佐餐食用。

【功效】养颜美容，健胃整肠。适用于便秘患者。

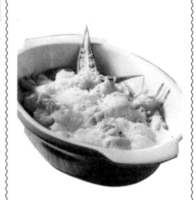

咖喱黄豆

【原料】黄豆 50 克，洋葱 20 克，毛豆、玉米粒各 30 克，咖喱砖 1/4 块，橄榄油 1 匙。

【制作】将黄豆泡水 3 小时后，蒸熟沥干。洋葱洗净去皮切小丁。橄榄油入锅，加入洋葱丁爆香。再加 3 杯水煮沸，加咖喱砖煮匀，加黄豆、大红豆、玉米粒及毛豆煮熟。

【用法】佐餐食用。

【功效】抗氧化，保健肠胃。适用于便秘患者。

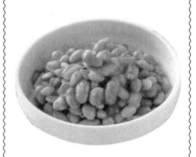

爆炒猪血

【原料】猪血 250 克，姜片、蒜末、葱花各少许，食盐、豆瓣酱、料酒、水淀粉、香油、食用植物油适量。

【制作】洗净食材，猪血切块，锅中注水烧开，加食盐，猪血汆煮约 1 分钟至呈暗红色捞出沥干。锅中注油烧热，放姜片、蒜末爆香，加适量豆瓣酱炒香，放猪血，淋清水炒匀，加食盐，倒水淀粉、香油拌匀。

【用法】佐餐食用。

【功效】消毒润肠，促进肠道蠕动。适用于便秘患者。

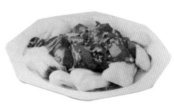

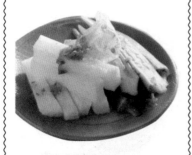

梅香秋葵拌山药

【原料】秋葵、山药各 60 克，柴鱼片少许，紫苏梅肉 2 颗，食盐、糖各少许，醋各半匙。

【制作】将秋葵洗净撒上少许食盐，用水氽烫后，沥干水分，对切成片。将山药去皮洗净切条，浸泡醋水约 10 分钟，捞起备用。将所有调味料混合后，拌入秋葵片、山药条，撒上柴鱼片。

【用法】佐餐食用。

【功效】帮助消化，保护肠胃。适用于便秘患者。

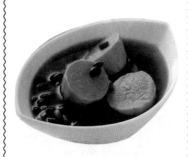

双豆炖红薯

【原料】红薯 200 克，红豆 20 克，黑豆 10 克，食盐 1/4 小匙，黑胡椒粗粒 1/6 小匙。

【制作】将红豆和黑豆泡水 3 个小时。红薯洗净去皮切块。取锅，加红豆、黑豆和适量的水煮熟。加红薯块以小火煮熟，再加调味料。

【用法】佐餐食用。

【功效】防止便秘，治疗痔疮。适用于便秘患者。

扇贝拌菠菜

【原料】扇贝 600 克，菠菜 180 克，彩椒 40 克，食盐 3 克，生抽 10 毫升，香油、食用植物油各适量。

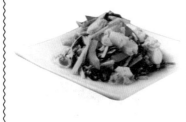

【制作】锅中注水烧开，倒入洗净的扇贝，略煮至贝壳张开后捞出，用清水洗净，留取扇贝肉，切开。洗净的菠菜切段，彩椒切粗丝。另起锅，注水烧开，注少许食用植物油，倒入菠菜、彩椒丝煮约半分钟后捞出，沥干。沸水锅中放入扇贝肉，至其熟软后捞出，沥干。取一干净的碗，放入菠菜、彩椒丝和扇贝肉，加食盐、生抽、香油拌匀。

【用法】佐餐食用。

【功效】促进肠道蠕动，防治便秘。适用于便秘、高血压、冠心病患者。

芹菜凉拌魔芋

【原料】魔芋 90 克，芹菜 2 大根，大蒜 2 瓣，醋、酱油、橄榄油各 1 大匙，糖 1 小匙。

【制作】将魔芋切块。芹菜洗净切段，都放入滚水中烫熟后取出。大蒜去皮切碎。将所有调味料混合后，加入大蒜碎。将魔芋块与芹菜段盛盘，淋入调味料。

【用法】佐餐食用。

【功效】润肠通便，调节血压。适用于便秘患者。

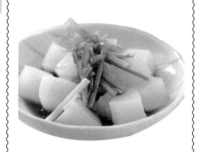

虾酱小白菜炒豆腐

【原料】小白菜 200 克，豆腐 300 克，姜丝、蒜末各少许，食盐、生抽、香油、水淀粉、虾酱、食用植物油各适量。

【制作】洗好的豆腐切成小方块。洗净的小白菜切成段。锅中注水烧开，放食盐，倒入豆腐，煮 1 分 30 秒后捞出，备用。用油起锅，下入蒜末、姜丝爆香，倒入小白菜炒至熟软，加入适量虾酱炒匀，倒入豆腐翻炒片刻，加生抽、清水、食盐炒匀，加水淀粉勾芡，淋香油。

【用法】佐餐食用。

【功效】延缓衰老，预防便秘。适用于便秘患者。

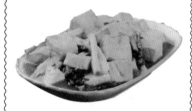

海带水煮黄豆

【原料】海带 80 克，黄豆 250 克，食盐 2 小匙。

【制作】将海带与黄豆清洗干净，放入锅中加入清水熟。将海带与黄豆沥干，加食盐调味，放凉后作开胃菜食用。

【用法】佐餐食用。

【功效】排毒降压，润肠通便。适用于便秘患者。

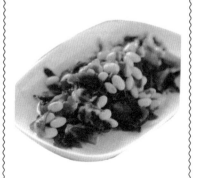

芦笋土豆蛋色拉

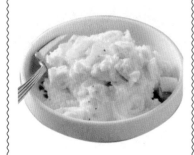

【原料】竹笋 200 克，鸡蛋 3 个，土豆 1 个，食盐 1 小匙，无蛋色拉酱 3 大匙。

【制作】将芦笋洗净去除根部，切段。土豆洗净去皮切块。鸡蛋放入开水中煮约 7 分钟至熟后，剥壳切丁。取锅煮水至滚，将芦笋段烫熟后捞出。接着将土豆煮至熟软后捞出。将土豆煮熟后，捣成泥，拌入芦笋段、鸡蛋丁、食盐及无蛋色拉酱。

【用法】佐餐食用。

【功效】保护黏膜，提高食欲，通便润肠。适用于便秘患者。

黄豆拌白萝卜

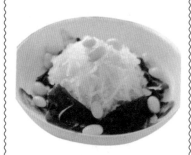

【原料】黄豆 130 克，白萝卜 200 克，海带芽 50 克，酱油 2 小匙。

【制作】将所有材料洗净。黄豆浸泡 1 晚，捞出，倒入锅中，加水，以小火煮 2.5 小时。将白萝卜磨成泥，去除多余水分。海带芽浸泡热水，捞起，沥干。将黄豆、白萝卜泥和海带芽放入盘中拌匀，淋上酱油。

【用法】佐餐食用。

【功效】增加食欲，帮助消化。适用于便秘患者。

小白菜汆牛肉丸

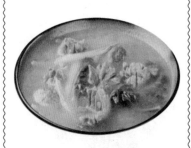

【原料】小白菜 150 克，牛肉丸 200 克，姜片 10 克，食盐 3 克，胡椒粉少许，食用植物油适量。

【制作】洗净的小白菜切成两段。洗净的牛肉丸打上网格花刀，待用。锅中注入约 1000 毫升清水，用大火烧开，放入少许食用植物油、食盐，撒上少许胡椒粉。放入准备好的牛肉丸，用中火煮约 2 分钟至牛肉丸熟透，放入姜片，倒入切好的小白菜，煮至小白菜熟透。

【用法】佐餐食用。

【功效】温中补虚，防治便秘。适用于便秘患者。

南瓜蒸鸡

【原料】南瓜 200 克，鸡肉 100 克，蔬菜高汤 1 杯，酒、白糖各 1 大匙、低食盐酱油 2 小匙。

【制作】将南瓜洗净，去皮去籽，切小块，鸡肉切块。鸡肉块用调味料腌 5 分钟。加南瓜块拌匀，再用蒸锅蒸熟。

【用法】佐餐食用。

【功效】高纤降糖，增强体力。适用于便秘患者。

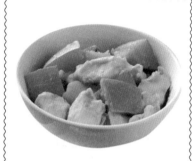

肉末空心菜

【原料】空心菜 200 克，肉末 100 克，彩椒 40 克，姜丝少许，食盐 2 克，老抽 2 毫升，料酒、生抽、食用植物油适量。

【制作】将洗净的空心菜切成段。洗好的彩椒切粗丝，备用。用油起锅，倒入肉末，用大火快速翻炒至松散，淋入少许料酒、老抽、生抽，炒匀，撒入姜丝，再放入切好的空心菜。翻炒至熟软，倒入彩椒丝，翻炒匀，加入少许食盐炒匀。

【用法】佐餐食用。

【功效】促进肠道蠕动，加速毒素排出。适用于便秘患者。

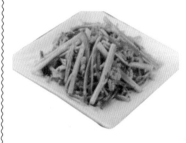

香菇苋菜

【原料】鲜香菇 50 克，苋菜 180 克，姜片、蒜末各少许，食盐 2 克，料酒、水淀粉、食用植物油各适量。

【制作】将洗净的香菇切成片。用油起锅，放入姜片、蒜末爆香，倒入香菇，拌炒匀，淋入适量料酒，炒香，倒入洗净的苋菜，炒至熟软，加入适量食盐，炒匀调味。淋入少许清水，拌炒匀，倒入适量水淀粉炒匀。

【用法】佐餐食用。

【功效】防治便秘，降压降糖。适用于便秘患者。

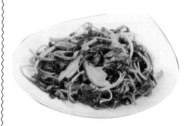

苹果炒鸡肉

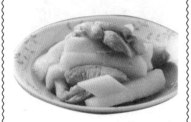

【原料】鸡肉 200 克，大蒜末 10 克，苹果（小）2 个，黄椒 50 克，食盐 1/2 小匙，糖 1 小匙，香油适量，橄榄油 1 大匙，柠檬汁、酱油、米酒各 1 大匙。

【制作】将鸡肉洗净切条，用腌料腌 20 分钟。黄椒洗净切块。苹果洗净去皮切成块备用。热锅放橄榄油，爆香大蒜末。放入鸡肉条炒至八成熟，接着放入苹果块、黄椒块拌炒。起锅前放入其余调味料拌匀。

【用法】佐餐食用。

【功效】排除毒素，改善便秘。适用于便秘患者。

金针菇拌芹菜

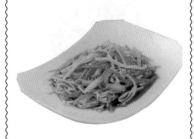

【原料】金针菇 100 克，胡萝卜 90 克，芹菜 50 克，蒜末少许，食盐、糖各 2 克，生抽 6 毫升，陈醋、香油、食用植物油各适量。

【制作】洗净的金针菇去根部。去皮的胡萝卜切丝。洗净的芹菜切段。锅中注水烧开，加入少许食用油，放入切好的胡萝卜、芹菜、金针菇，煮约 1 分钟，捞出，沥干。把焯煮熟的食材装入碗中，撒上蒜末，加入少许食盐、糖，再淋入适量生抽、陈醋、香油，拌匀。

【用法】佐餐食用。

【功效】预防便秘，降低胆固醇。适用于便秘患者。

草菇雪里蕻

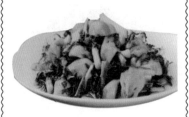

【原料】草菇 150 克，雪里蕻 200 克，姜片、葱白各少许，食盐、料酒、食用植物油各适量。

【制作】草菇切成小块，焯水后捞出，沥干。洗净的雪里蕻切段。用油起锅，爆香姜片、葱白，再倒入草菇炒匀，放入雪里蕻炒至断生，转小火，加食盐调味炒匀。

【用法】佐餐食用。

【功效】防治便秘，滋润肠道。适用于糖尿病、坏血病、便秘患者。

西兰花炒金枪鱼

【原料】金枪鱼 150 克，西兰花 80 克，食盐少许，胡椒粉 1/6 小匙，酒 1/2 小匙，橄榄油 1 小匙。

【制作】将金枪鱼洗净去皮去骨切小片。西兰花洗净切小朵，备用。将金枪鱼加酒腌 10 分钟，入锅煎熟。热锅加油，将西兰花放入炒 9 成熟，再加食盐、胡椒粉，将金枪鱼炒熟。

【用法】佐餐食用。

【功效】润肠通便，增加饱腹感。适用于便秘患者。

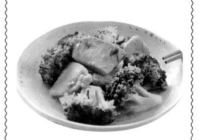

蒜蓉空心菜

【原料】空心菜 300 克，蒜末少许，食盐 2 克，食用植物油少许。

【制作】洗净的空心菜切成小段。用油起锅，放入蒜末爆香，倒入切好的空心菜，用大火翻炒一会儿，至其变软，转中火，加入少许食盐，炒匀。

【用法】佐餐食用。

【功效】防治便秘，杀菌解毒。适用于高脂血症、便秘患者。

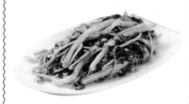

酸奶水果色拉

【原料】猕猴桃、苹果、火龙果各 1 个，柠檬 1/2 个，优酪乳 250 毫升，枫糖 1/2 小匙。

【制作】将猕猴桃、苹果、火龙果洗净后，去皮切丁，装碗备用。柠檬榨汁，和优酪乳、枫糖搅拌均匀，淋在水果上食用。

【用法】佐餐食用。

【功效】健胃整肠，帮助消化。适用于便秘患者。

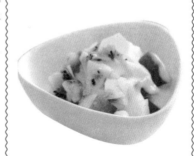

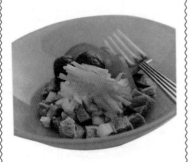

梅醋金枪鱼丁

【原料】绿茶梅10粒，金枪鱼丁150克，小西红柿片、胡萝卜丝各50克，葱丝20克，洋葱丁30克，梅醋2小匙，糖1大匙，食盐1/4小匙。

【制作】将金枪鱼洗净氽烫沥干，备用。将所有调味料与绿茶梅一同放入锅中混匀，将凉酱汁淋到食材上。

【用法】佐餐食用。

【功效】改善便秘，整肠排毒。适用于便秘患者。

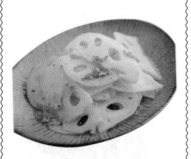

酸甜莲藕

【原料】新鲜莲藕2节，花生碎10克，醋、食盐、糖适量。

【制作】将莲藕洗干净去皮，切薄片。将莲藕片放入滚水中浸泡2次后取出。混匀所有调味料，再将莲藕片放入浸泡。浸泡一段时间后捞出盛盘，撒上花生碎食用。

【用法】佐餐食用。

【功效】促进代谢，提高食欲。适用于便秘患者。

芥蓝炒冬瓜片

【原料】芥蓝100克，冬瓜250克，胡萝卜50克，水发木耳50克，姜片、蒜片、葱段各少许，食盐3克，料酒100毫升，水淀粉15毫升，食用植物油适量。

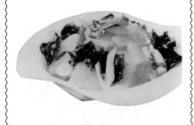

【制作】洗净食材，去皮的胡萝切片，木耳切小块，冬瓜去皮、瓤，切片。芥蓝切成长约3厘米的段。锅中注水烧开，放少许食用植物油，放入木耳、胡萝卜、冬瓜、芥蓝，煮约半分钟至全部食材断生捞出。用油起锅，放姜片、蒜末、葱段爆香，倒入焯煮好的食材翻炒片刻，加料酒、食盐炒至入味，倒水淀粉，快速翻炒至熟透。

【用法】佐餐食用。

【功效】防治便秘，降低血压。适用于高血压、便秘患者。

姜丝双耳

【原料】新鲜黑木耳、泡发银耳各 150 克，干黄花菜 40 克，姜丝 30 克，辣椒 30 克，低钠食盐、香油各 1/2 小匙。

【制作】将黑木耳、辣椒及银耳洗净切细丝。干黄花菜洗净，全放入滚水中氽烫。炒菜锅内放香油将姜丝爆香。再加入黑木耳丝、银耳丝、辣椒丝、黄花菜及调味料拌炒均匀。

【用法】佐餐食用。

【功效】稳定神经，帮助排毒。适用于便秘患者。

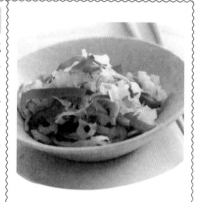

决明子烩鱼

【原料】决明子茶汤 50 毫升，葱段 20 克，红甜椒条 100 克，沙丁鱼条 150 克，淀粉、水各 2 小匙，低钠食盐 1/4 小匙。

【制作】锅内放油，烧热，将葱段爆香，再加入决明子茶汤。加入沙丁鱼条、红甜椒条翻炒。起锅前，加调味料勾芡，略煮。

【用法】佐餐食用。

【功效】清肝明目，改善肠道功能。适用于便秘患者。

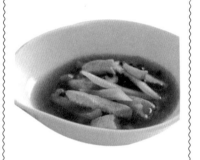

芥蓝炒核桃仁

【原料】芥蓝 100 克，红椒 15 克，核桃仁 50 克，姜、蒜、葱白各少许，食盐 3 克，糖 3 克，料酒、水淀粉、食用植物油各适量。

【制作】洗净食材，芥蓝切小段，红椒切小块。锅中注水煮沸，放食用植物油，倒芥蓝、红椒，煮约半分钟捞出。另起净锅，油锅烧热，放入核桃仁，炸干水分后捞出，沥干油。锅底留油，下姜片、蒜片、葱白爆香，倒入芥蓝和红椒炒匀，淋上料酒，加入食盐、糖翻炒，倒上水淀粉，勾芡，放入核桃仁，翻炒均匀。

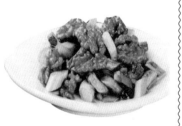

【用法】佐餐食用。

【功效】滋润肠道，预防便秘。适用于动脉硬化、便秘患者。

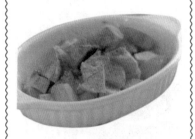

酸奶肉桂烤红薯

【原料】红薯2个，牛奶1/3杯，酸奶4大匙，糖1大匙，肉桂粉1小匙。

【制作】将红薯洗净去皮，切成小块。将牛奶与适量的水一起放到锅中，再把红薯块放入，煮到熟软后熄火。取出红薯块装盘，撒上糖与肉桂粉，放入烤箱中烤15分钟。烤好后直接淋上酸奶食用。

【用法】佐餐食用。

【功效】缓解便秘，排毒通肠。适用于便秘患者。

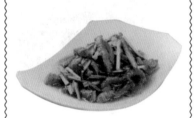

韭菜炒牛肉

【原料】牛肉200克，韭菜120克，彩椒35克，姜片、蒜末各少许，食盐3克，料酒、生抽、水淀粉、食用植物油适量。

【制作】将洗净的韭菜切成段。洗好的彩椒切粗丝。洗净的牛肉切成丝，放入少许料酒、食盐、生抽、水淀粉、食用植物油，拌匀，腌渍约10分钟。用油起锅，倒入肉丝，翻炒至变色，放入姜片、蒜末炒香，倒入切好的韭菜、彩椒，用大火翻炒至食材熟软，加入少许食盐、生抽稍炒。

【用法】佐餐食用。

【功效】防治便秘，降低血糖。适用于糖尿病、便秘患者。

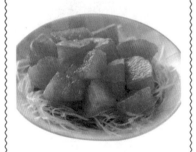

葡萄柚粉丝冷盘

【原料】葡萄柚300克，粉丝1/2卷，葡萄酒醋1大匙，橄榄油1小匙，食盐1/2小匙，胡椒1/4小匙。

【制作】将葡萄柚去皮、去籽，切小块。粉丝泡水至软后，切成长段状。将葡萄柚果肉与粉丝混合，加入橄榄油、葡萄酒醋搅拌，以食盐与胡椒调味。

【用法】佐餐食用。

【功效】爽口开胃，改善便秘。适用于便秘患者。

姜炒花生肉丁

【原料】小黄瓜1根，姜片适量，猪瘦肉、花生仁各60克，淀粉、酱油、食用植物油、食盐各适量。

【制作】将小黄瓜洗净切小块。猪瘦肉切丁，以酱油、食盐、淀粉略腌。油锅烧热，放入猪瘦肉丁与姜片快炒后取出。以锅中余油炒小黄瓜块与花生仁，加些清水，以大火快炒。加酱油和食盐快炒至熟透起锅。

【用法】佐餐食用。

【功效】润肌美肤，滋润肠道。适用于便秘患者。

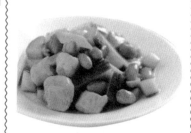

芦笋肉卷

【原料】猪肉片8片，胡萝卜1根，乳酪棒、芦笋各8根，低脂色拉酱1大匙，食用植物油适量。

【制作】将胡萝卜洗净直剖成8根长条，和洗净的芦笋放入滚水中余烫后沥干。取一片猪肉，放上乳酪棒、芦笋、胡萝卜后卷起。共完成8个猪肉卷。热锅放油，将猪肉卷煎熟，可搭配色拉酱食用。

【用法】佐餐食用。

【功效】抗氧化，消水肿。适用于便秘患者。

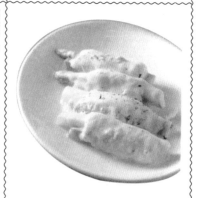

雪里蕻炒虾仁

【原料】雪里蕻250克，红椒15克，虾仁50克，食盐、水淀粉、食用植物油各适量。

【制作】把洗净的红椒切成小块。洗净的雪里蕻切成段。洗净的虾仁挑去沙线，加入食盐、水淀粉、食用植物油，拌匀，腌渍至入味。炒锅注油，倒入红椒爆香，再倒入虾仁，炒至淡红色，淋入少许料酒，翻炒，倒入雪里蕻，用中火炒至断生，改小火，加食盐，翻炒至熟。

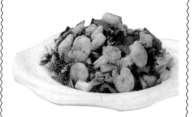

【用法】佐餐食用。

【功效】加快肠道蠕动，促进排便。适用于便秘患者。

黄瓜拌金枪鱼

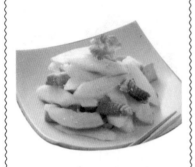

【原料】小黄瓜 200 克，金枪鱼 70 克，熟白芝麻、醋各 2 小匙，酱油 1 小匙，代糖 1/2 大匙，酒 1 大匙，食盐、胡椒粉各少许。

【制作】将金枪鱼洗净，用食盐、胡椒粉腌 2 分钟，烫熟备用。将小黄瓜洗净，去皮切片略拍扁，与金枪鱼拌匀，盛盘备用。酱油、醋、糖入锅略煮，再加白芝麻拌匀，淋食材上。

【用法】佐餐食用。

【功效】清热解毒，提高免疫力。适用于便秘患者。

核桃酸奶色拉

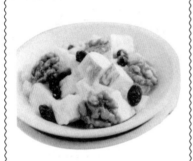

【原料】西芹 45 克，苹果 1 个，葡萄干 1 大匙，核桃仁 25 克，酸奶 2 大匙。

【制作】将西芹洗净去老皮，切小段。将苹果洗净去皮切小块。将核桃仁、苹果块、西芹段放入大碗中，淋上酸奶，撒上葡萄干食用。

【用法】佐餐食用。

【功效】滋润肠道，高纤排毒。适用于便秘患者。

海参烩香菇

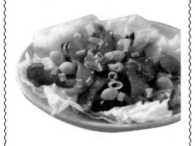

【原料】猪肉丝、葱末各 10 克，海参 30 克，鲜香菇 40 克，竹笋 50 克，姜丝 5 克，米酒、酱油各 1 小匙，淀粉、食盐、香油各少许，橄榄油 2 小匙。

【制作】将海参泡水，涨发后洗净切片。将猪肉丝和米酒、酱油拌匀后，静置 10 分钟至入味，抹上一层淀粉。鲜香菇洗净切条。竹笋洗净去壳切片。热锅放油，爆香葱末、姜丝，依序放入猪肉丝、海参片、鲜香菇条、笋片拌炒。放入食盐和香油拌匀。

【用法】佐餐食用。

【功效】消肿解毒，提高免疫力。适用于便秘患者。

苹果咖喱

【原料】苹果 300 克，洋葱 20 克，土豆、胡萝卜各 40 克，咖喱块 1/4 小块，橄榄油 1 小匙。

【制作】将材料洗净。苹果切块。土豆去皮切块，胡萝卜切块，洋葱切片。橄榄油入锅，爆香洋葱片，加苹果块、土豆块、胡萝卜块略炒。加适量的水及咖喱块煮匀。

【用法】佐餐食用。

【功效】改善便秘，清肠排毒。适用于便秘患者。

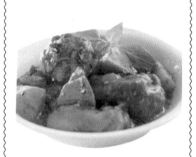

茼蒿香菇炒虾

【原料】茼蒿 180 克，基围虾 100 克，水发香菇 50 克，蒜末、葱段各少许，食盐 2 克，料酒 5 毫升，水淀粉、食用植物油各适量。

【制作】洗净的香菇切粗丝，茼蒿切段。洗净基围虾去除头须，挑去虾线。用油起锅，放入蒜末、葱段爆香，倒入基围虾，翻炒匀，放入香菇丝，翻炒几下，淋入少许料酒，炒香，再倒入切好的茼蒿，炒至熟软，加入少许食盐，炒匀，倒入少许水淀粉，快速翻炒匀至食材熟透、入味。

【用法】佐餐食用。

【功效】胃肠蠕动，加快排便。适用于便秘患者。

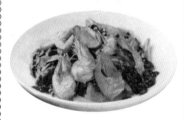

焗烤牡蛎

【原料】带壳牡蛎 6 个，大蒜 1 瓣，低脂乳酪 2 片，白酒 2 大匙，柠檬汁 1 小匙，意大利香料粉 1/4 小匙。

【制作】将材料洗净。大蒜切末。白酒和乳酪片以微波炉加热 20～30 秒，待乳酪片软化后，加入大蒜蓉和意大利香料粉调匀。烤箱以 200℃预热，将乳酪酱铺在牡蛎上，放入烤箱下层，烤 12 分钟。食用前滴上柠檬汁。

【用法】佐餐食用。

【功效】补充营养，修复肠道。适用于便秘患者。

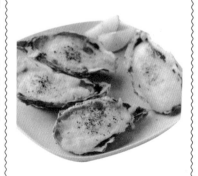

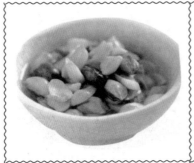

醋泡花生

【原料】花生仁 180 克，米醋 100 毫升。

【制作】将花生仁洗干净后，晾干。将米醋倒入空罐，再倒入花生仁浸泡。花生仁浸泡 7 天后，取出食用。

【用法】佐餐食用。

【功效】润肠通便，帮助消化。适用于便秘患者。

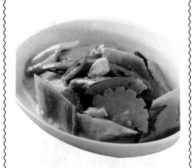

双椒咖喱茄子

【原料】茄子 300 克，辣椒 10 克，胡萝卜、青椒各 30 克，大蒜碎 15 克，咖喱粉、橄榄油各 1 小匙。

【制作】将所有材料洗净。胡萝卜去皮切片。青椒去蒂和籽，切斜片。辣椒切片，茄子切段备用。热锅加橄榄油，爆香大蒜碎，放入胡萝卜片略炒，再放入茄子段拌炒。加入适量的水和咖喱粉煮滚，加入青椒片和辣椒片煮熟。

【用法】佐餐食用。

【功效】帮助消化，促进血液循环。适用于便秘患者。

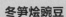
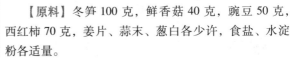

冬笋烩豌豆

【原料】冬笋 100 克，鲜香菇 40 克，豌豆 50 克，西红柿 70 克，姜片、蒜末、葱白各少许，食盐、水淀粉各适量。

【制作】洗净食材，去皮西红柿切细丁，鲜香菇切丁。洗净的冬笋切成丁。沸水锅中，倒入豌豆、香菇、冬笋煮 2 分钟至熟，捞出沥水。用油起锅，倒蒜末、姜片、葱白爆香，倒入豌豆、香菇、冬笋炒香，加食盐和水淀粉翻炒入味，倒入西红柿炒匀，淋上熟油后盛出。

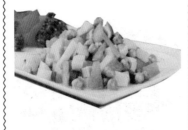

【用法】佐餐食用。

【功效】帮助消化，防止便秘。适用于高血压、冠心病、动脉硬化、便秘患者。

豌豆炒玉米

【原料】玉米粒200克，豌豆100克，红椒、姜片、葱白、食盐、糖、水淀粉各适量。

【制作】锅中注水，加少许食用植物油烧开，加适量食盐煮沸，倒入玉米粒和豌豆，焯后捞出。油锅烧热，倒入红椒片、姜片和葱白煸香，倒入玉米粒和豌豆，翻炒均匀，加食盐、糖炒匀，加少许水淀粉勾芡，炒匀。

【用法】佐餐食用。

【功效】防治便秘，增强免疫力。适用于便秘患者。

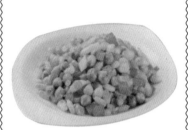

姜汁肉片

【原料】洋葱、猪肉片各200克，姜泥20克，橄榄油1大匙，酱油、食盐、糖各1小匙。

【制作】洋葱洗净，去皮切块，备用。取锅，放入姜泥、酱油、食盐和糖，加30毫升水煮滚，制成酱汁。热锅加油，炒香洋葱，放入猪肉片炒至七分熟，再加入酱汁炒至入味。

【用法】佐餐食用。

【功效】驱寒暖胃，补虚养血。适用于便秘患者。

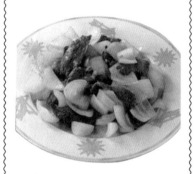

竹荪黄花菜炖瘦肉

【原料】猪瘦肉130克，水发黄花菜120克，水发竹荪90克，食盐2克，料酒4毫升，姜片、花椒各少许。

【制作】洗净食材，竹荪切段，黄花菜切去根部，瘦肉切小块，备用。砂锅注水烧开，放入花椒、姜片，倒入瘦肉块、黄花菜、竹荪，淋少许料酒拌匀，大火煮沸后用小火炖煮约20分钟，至食材熟透。加食盐，拌匀调味，再转大火略煮片刻，至汤汁入味。

【用法】佐餐食用。

【功效】止血消炎，利尿安神。适用于便秘、失眠患者。

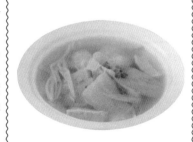

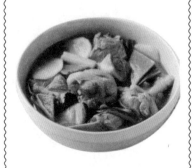

陈皮炖鸡

【原料】鸡 1/3 只（约 1.5 斤），陈皮 20 克，葱 2 根，姜 4 片，胡麻油、米酒各 1 大匙，冰糖 1 小匙，食盐 1/2 小匙，酱油 1/2 大匙。

【制作】将鸡洗净，切块。葱洗净，切段。胡麻油入锅烧热爆香姜片，加入葱段、陈皮和鸡块一起翻炒 2 分钟。加入食盐、冰糖、米酒、酱油和水煮沸，转小火后盖锅盖续煮 20 分钟。

【用法】佐餐食用。

【功效】健脾开胃，帮助消化。适用于便秘患者。

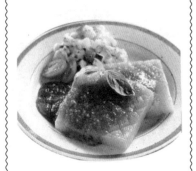

魔芋香排

【原料】魔芋 300 克，罗勒 6 片，白萝卜泥 300 克，橄榄油、奶油、酱油各 2 大匙，红酒 4 大匙，糖 1/2 大匙，醋 1 大匙，食盐适量。

【制作】用食盐搓抹魔芋后，用热水氽烫沥干水分，在魔芋表面划出斜格纹，备用。热锅加油，将魔芋两面煎至呈黄色后盛盘。同一锅中，加入白萝卜泥和剩余调味料炒匀，淋到魔芋上，再放上罗勒点缀。

【用法】佐餐食用。

【功效】去油解腻，清肠排毒。适用于便秘患者。

紫薯炒玉米

【原料】紫薯 70 克，鲜玉米粒 80 克，姜片、蒜末、葱白各少许，食盐、糖各 3 克，水淀粉、食用植物油各适量。

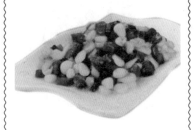

【制作】将去皮洗净的紫薯切成粒。用油起锅，放入姜片、蒜末、葱白爆香，倒入紫薯，炒匀，放入鲜玉米粒，炒匀。加适量食盐、糖，炒匀调味，淋入适量清水，翻炒均匀，加入适量水淀粉勾芡炒匀。

【用法】佐餐食用。

【功效】加强肠壁蠕动，促进废物排泄。适用于便秘患者。

莴笋炒茭白

【原料】莴笋 200 克，茭白 100 克，蟹味菇 100 克，彩椒 50 克，食盐 3 克，蚝油 5 克，料酒、水淀粉、食用植物油各适量。

【制作】蟹味菇去除根部。茭白切成片。洗净的彩椒切小块。洗好去皮的莴笋切成片。锅中注水烧开，加食盐，倒入茭白、彩椒、莴笋、蟹味菇煮至全部食材断生后捞出，沥干。用油起锅，倒入焯过水的食材，快速炒匀，淋料酒炒香，加食盐、蚝油炒匀，倒水淀粉。

【用法】佐餐食用。

【功效】促进排便，促进排尿。适用于高血压病、便秘患者。

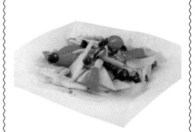

辣炒魔芋

【原料】魔芋 200 克，小葱 2 根，干辣椒 1 个，香油 1 小匙，糖 1 大匙，辣椒粉 4 大匙。

【制作】所有材料洗净，魔芋切块后氽烫，沥干水分，葱切段。干辣椒去籽切丝，备用。热锅加香油，爆香葱、干辣椒后，再加入魔芋和调味料，翻炒均匀食用。

【用法】佐餐食用。

【功效】润滑肠道，减重消脂。适用于便秘患者。

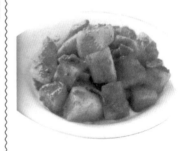

凉拌牛蒡黄花菜

【原料】黄瓜 120 克，牛蒡 100 克，水发黄花菜 90 克，胡萝卜 75 克，蒜末少许，食盐 3 克，生抽、陈醋、香油、食用植物油各适量。

【制作】洗净食材，去皮牛蒡、胡萝卜切成丝，黄瓜切成丝，黄花菜去蒂。锅中注水烧开，加食盐、食用植物油。倒入牛蒡丝、胡萝卜丝、黄花菜，煮至食材熟软后捞出，沥干。把焯煮好的食材装入碗中，撒上蒜末，加入少许食盐，淋入适量生抽、陈醋、香油拌匀。

【用法】佐餐食用。

【功效】除湿利尿，促进消化。适用于便秘患者。

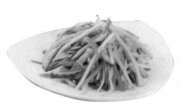

蒜薹拌鱿鱼

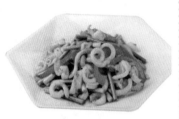

【原料】鱿鱼肉 200 克，蒜薹 120 克，彩椒 45 克，蒜末、豆瓣酱、食盐、生抽、料酒、辣椒油、香油、食用植物油各适量。

【制作】洗净食材，蒜薹切段。彩椒切丝。鱿鱼切粗丝腌渍约 10 分钟。锅加水烧开，放少许食用植物油，倒蒜薹、彩椒煮至材料断生后捞出，沥干。沸水中倒入鱿鱼丝，余煮约 1 分钟，捞出沥干。将蒜薹、彩椒、鱿鱼丝入碗中，加食盐、豆瓣酱、蒜末、辣椒油、生抽、香油，拌匀。

【用法】佐餐食用。

【功效】开胃消食，促进排便。适用于便秘患者。

麻酱拌茄子

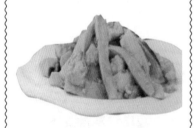

【原料】茄子 200 克，红椒 10 克，蒜、葱、食盐、生抽、芝麻酱、香油、食用植物油各适量。

【制作】茄子去皮切条，红椒切粒。锅中倒水烧开，加少许食用植物油、食盐，放茄子，煮至熟后捞出。将茄子装入碗中，放入红椒粒、蒜末、葱花、芝麻酱、生抽、食盐、香油拌匀。

【用法】佐餐食用。

【功效】清热解暑，防止便秘。适用于高血压、高脂血症、便秘患者。

茭白鸡丁

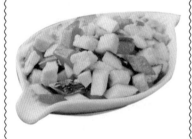

【原料】鸡胸肉 250 克，茭白 100 克，黄瓜 100 克，胡萝卜 90 克，彩椒 50 克，蒜末、姜片、葱段各少许，食盐、水淀粉、料酒、食用植物油适量。

【制作】茭白、胡萝卜、黄瓜切丁。彩椒切块。鸡胸肉切成丁，腌渍 10 分钟。锅加水烧开，放食盐，倒胡萝卜、茭白煮至断生捞出沥干。鸡丁倒入锅中，余至转色捞出。用油起锅，放姜片、蒜末、葱段爆香，倒鸡肉炒匀，淋料酒炒香，倒黄瓜、胡萝卜、茭白炒匀，放食盐，淋水淀粉。

【用法】佐餐食用。

【功效】防治便秘，降低血压。适用于高血压、动脉硬化、便秘患者。

茄汁马蹄烧口蘑

【原料】口蘑 100 克，马蹄 100 克，西红柿 95 克，蒜末、葱段各少许，番茄汁 10 克，水淀粉 5 毫升，食盐、食用植物油各适量。

【制作】口蘑切片，去皮的马蹄切片，西红柿切块。锅中倒水烧开，淋植物油，放口蘑、马蹄，煮 1 分钟后捞，沥干水分。用油起锅，放入蒜末、葱段爆香，倒西红柿，放焯过水的食材，加适量食盐、番茄汁，炒匀，倒水淀粉。

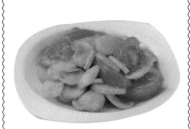

【用法】佐餐食用。

【功效】防治便秘，增强免疫力。适用于骨质疏松、便秘患者。

蚝油芦笋牛肉粒

【原料】牛肉 120 克，芦笋 100 克，彩椒 40 克，姜片、蒜末、葱段各少许，食盐、糖、胡椒粉、蚝油、生抽、料酒、水淀粉、香油、食用植物油各适量。

【制作】芦笋切段，彩椒切块。牛肉切粒，腌渍 10 分钟。锅中注水烧开，倒食用植物油，加食盐，倒彩椒、芦笋煮至其断生后捞出，沥干。牛肉粒倒入沸水锅中，汆至变色捞出，沥干。用油起锅，姜、蒜、葱爆香，倒入牛肉粒略炒，淋料酒炒香，加彩椒和芦笋炒匀，放蚝油、食盐、生抽炒匀，淋适量水淀粉。

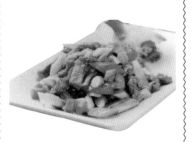

【用法】佐餐食用。

【功效】促进排便，降低血压。适用于便秘患者，尤其适合于中老年便秘患者。

双果猕猴桃沙拉

【原料】雪莲果 210 克，火龙果 200 克，猕猴桃 100 克，牛奶 60 毫升，沙拉酱 10 克。

【制作】将洗净的火龙果肉切小块。洗好去皮的猕猴桃切小片。洗净去皮的雪莲果切片，备用。把切好的水果装入碗中，加入少许沙拉酱，倒入备好的牛奶，快速搅拌均匀。

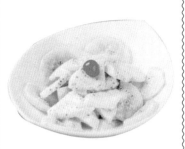

【用法】佐餐食用。

【功效】美容养颜，加速毒素排出。适用于便秘患者。

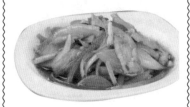

洋葱炒茄子

【原料】洋葱80克，茄子100克，红椒15克，蒜末、葱段各少许，食盐2克，豆瓣酱15克，生抽、水淀粉、食用植物油少许。

【制作】洋葱切丝。红椒切丝。茄子去皮切片。油锅烧热，茄子炸至变色捞出。锅留底油，放入蒜末爆香，加入洋葱、红椒，翻炒均匀。放入茄子，加入生抽、食盐、清水，翻炒均匀，稍煮片刻至水沸腾。加入豆瓣酱，翻炒片刻，倒入水淀粉、葱段。

【用法】佐餐食用。

【功效】促进胃肠蠕动，加快粪便排出。适用于便秘患者。

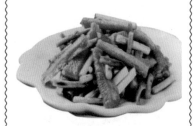

蒜薹辣炒卤牛肚

【原料】蒜薹100克，卤牛肚150克，干辣椒8克，食盐、料酒、豆瓣酱、水淀粉、食用植物油适量。

【制作】蒜薹切成段。卤牛肚切成片。用油起锅，放干辣椒炒香，倒蒜薹，翻炒均匀，放入卤牛肚，翻炒，淋料酒，加清水，翻炒，加食盐、豆瓣酱，调味，倒水淀粉，炒匀。

【用法】佐餐食用。

【功效】健脾益胃，滋阴通便。适用于便秘患者。

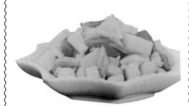

冬笋鸡丁

【原料】冬笋100克，鸡胸肉20克，胡萝卜100克，青椒15克，姜片、蒜末、葱白各少许，食盐、水淀粉各适量。

【制作】冬笋、胡萝卜切丁，青椒切片，鸡肉切丁腌10分钟。锅中倒清水，加食盐烧开，倒入冬笋、胡萝卜煮2分钟，捞出。油锅烧热，倒入鸡肉，滑油约1分钟，捞出。锅底留油，放姜片、蒜末、葱白，加冬笋、胡萝卜和青椒炒匀，放鸡丁，加料酒、食盐，加水淀粉勾芡。

【用法】佐餐食用。

【功效】缓解疲劳，强化血管。适用于贫血、便秘患者。

金针菇拌黄瓜

【原料】金针菇 110 克，黄瓜 90 克，胡萝卜 40 克，蒜末、葱花少许，食盐、食用植物油、陈醋、生抽、辣椒油、香油各适量。

【制作】黄瓜、胡萝卜切成丝。洗好的金针菇切去根部。锅中注水烧开，放食用植物油、食盐，倒入胡萝卜、金针菇煮至食材熟透后捞出。黄瓜丝倒入碗中，放入适量食盐，拌匀，倒入金针菇、胡萝卜，放入少许蒜末、葱花、陈醋、生抽、辣椒油、香油，拌匀。

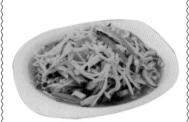

【用法】佐餐食用。

【功效】促进机体代谢，加速毒素排出。适用于糖尿病、高血压、便秘患者。

彩椒牛肉丝

【原料】牛肉 200 克，彩椒 90 克，青椒 40 克，姜片、蒜末、葱段少许，食盐 4 克，糖 3 克，生粉 3 克，料酒 8 毫升，生抽 8 毫升，水淀粉 8 克，食用植物油适量。

【制作】彩椒切条。青椒切丝。牛肉切条，腌渍 10 分钟。锅中倒水烧开，放油、食盐，倒青椒、彩椒煮至食材断生捞出。炒锅中倒油烧热，放姜片、蒜末、葱段爆香，倒入牛肉，淋入料酒炒匀，放彩椒、青椒炒匀，加生抽、食盐、糖，炒匀调味，倒入少许水淀粉。

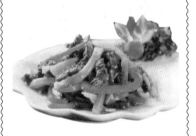

【用法】佐餐食用。

【功效】防止便秘，强身健体。适用于便秘患者。

火龙果西米露

【原料】西米 30 克，火龙果 150 克，冰糖 25 克。

【制作】火龙果肉切成小块。锅中加入约 800 毫升清水，大火烧开，西米倒入锅中，搅拌均匀，转小火煮 30 分钟，将冰糖倒入锅中，煮 2 分钟，加入火龙果拌匀，煮至沸腾。

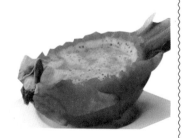

【用法】佐餐食用。

【功效】增进食欲，美白皮肤。适用于便秘患者。

丝瓜百合炒紫甘蓝

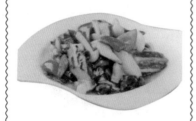

【原料】丝瓜 200 克，紫甘蓝 90 克，白玉菇 70 克，鲜百合 50 克，彩椒块 40 克，蒜、葱、食盐、生抽、水淀粉、食用植物油各适量。

【制作】白玉菇切段。丝瓜切小块。紫甘蓝切块。锅中注水烧开，加食盐，放紫甘蓝、丝瓜、白玉菇煮断生后捞出。用油起锅，放蒜末、葱段爆香，倒百合、彩椒块炒香，倒入紫甘蓝、丝瓜和白玉菇用大火翻炒一会儿，至食材熟软，加入少许食盐、生抽、水淀粉，炒匀。

【用法】佐餐食用。

【功效】帮助肠胃蠕动，加速身体代谢。适用于便秘患者。

冬笋煲鸭

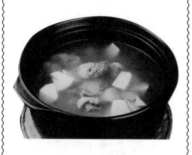

【原料】鸭肉 400 克，冬笋 300 克，姜片少许，食盐 5 克，胡椒粉少许，料酒适量。

【制作】冬笋切成小块。洗净的鸭肉斩成小件。锅中倒水煮沸，放入冬笋块，煮约 1 分钟，捞出沥干水。锅中倒鸭肉，煮约 2 分钟，余去血渍，捞出沥干。砂煲注水烧开，倒鸭肉、冬笋、姜片，淋少许料酒，煮沸后转小火，续煮约 60 分钟，加食盐、胡椒粉拌匀。

【用法】佐餐食用。

【功效】帮助消化，滋养肠胃。适用于便秘患者。

西芹百合炒腰果

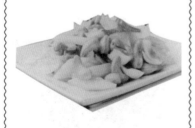

【原料】西芹 80 克，鲜百合 100 克，腰果 90 克，胡萝卜少许，食盐、糖各适量。

【制作】西芹切段，胡萝卜切片。热锅注油，烧至五成热，倒腰果，炸至变色捞出。锅留底油，倒清水，加少许食盐烧开，倒西芹、鲜百合、胡萝卜。热锅注油，倒入焯熟的材料翻炒约 1 分钟至熟透，加食盐、糖调味，用水淀粉勾芡，倒入腰果炒匀。

【用法】佐餐食用。

【功效】促进肠道蠕动，加快粪便的排出。适用于便秘患者。

牛蒡拌海带丝

【原料】牛蒡、海带丝各 30 克，葱、红辣椒各 5 克，白芝麻 3 克，酱油 2 小匙，香油 1 小匙，胡椒少许。

【制作】牛蒡去皮切丝。葱切葱花，辣椒去籽切丝。将牛蒡丝和海带丝分别烫洗，放凉。加调味料，撒葱花、红辣椒丝、白芝麻。

【用法】佐餐食用。

【功效】整肠健胃，消除便秘。适用于便秘患者。

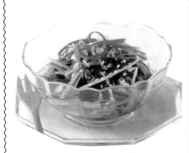

彩椒木耳烧花菜

【原料】花菜 130 克，彩椒 70 克，水发木耳 40 克，姜片、葱段各少许，食盐 3 克，蚝油 5 克，料酒、水淀粉、食用植物油各适量。

【制作】木耳切小块，花菜切朵。彩椒切小块。锅中注水烧开，加食盐，倒入木耳、花菜、彩椒拌匀，煮至食材断生后捞出，沥干水分，待用。用油起锅，放入姜片、葱段爆香，倒入焯过水的食材，淋入少许料酒，加入食盐、蚝油、水淀粉，炒至食材熟透。

【用法】佐餐食用。

【功效】预防便秘，阻止胆固醇氧化。适用于便秘患者。

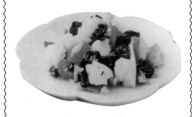

翠绿黄瓜

【原料】黄瓜 200 克，虾仁 80 克，彩椒 60 克，腰果 70 克，姜片、蒜末、葱段各少许，食盐 4 克，料酒、水淀粉、食用植物油各适量。

【制作】黄瓜切段，彩椒切块。虾仁腌渍约 5 分钟。锅中注水烧开，加食用植物油，倒入黄瓜、彩椒煮至断生后捞出。油锅烧热，倒腰果炸熟后捞出。另起锅倒油烧热，放虾仁炒至虾身弯曲，倒姜片、蒜末、葱段、料酒炒香，倒黄瓜、彩椒炒透，加食盐、水淀粉，倒入炸好的腰果炒匀。

【用法】佐餐食用。

【功效】促进通便，开胃化痰。适用于便秘患者。

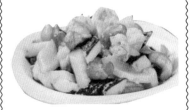

牛蒡炒时蔬

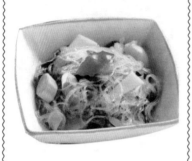

【原料】牛蒡150克，冬粉、彩椒各40克，小油菜60克，竹笋50克，橄榄油、酱油、蚝油、米酒各1小匙，食盐、胡椒粉各适量。

【制作】牛蒡切小块，抹少许食盐和胡椒粉。冬粉烫软沥干，切长条。小油菜切小段，彩椒去籽切块。竹笋切薄片。热锅加油，放牛蒡中火煸炒，加彩椒、竹笋、小油菜翻炒，加入冬粉和剩余的调味料炒匀。

【用法】佐餐食用。

【功效】保健肠胃，促进排便。适用于便秘患者。

番茄牛腩

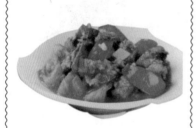

【原料】番茄200克，熟牛腩250克，姜丝、蒜末、葱白、葱花少许，食用植物油30毫升，食盐3克，料酒、番茄酱、生抽、糖、水淀粉、香油各适量。

【制作】番茄切块。熟牛腩切块。油锅烧热，倒姜片、蒜末、葱白爆香，倒牛腩炒匀，淋料酒和生抽炒香，加番茄，倒番茄酱，加食盐、糖炒至入味，加少许清水煮片刻，水淀粉勾芡，淋少许熟油、香油炒匀，撒上葱花。

【用法】佐餐食用。

【功效】促进胃酸分泌，促进胃肠蠕动。适用于便秘患者。

彩椒炒丝瓜

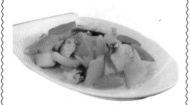

【原料】彩椒120克，丝瓜150克，蒜末少许，食盐少许，黑香油3毫升，水淀粉10毫升，食用植物油适量。

【制作】将洗好的彩椒切成小块，去皮洗净的丝瓜切成小块。用油起锅，下入蒜末爆香，放入切好的彩椒、丝瓜，快速翻炒匀，注入少许清水，翻炒至食材熟软，加入食盐、水淀粉，炒匀，淋入少许黑香油。

【用法】佐餐食用。

【功效】促进肠道蠕动，加快粪便排出。适用于便秘患者。

豆芽拌洋葱

【原料】黄豆芽 100 克，洋葱 90 克，胡萝卜 40 克，蒜、葱各少许，食盐 2 克，生抽 4 毫升，醋 3 毫升，辣椒油、香油各适量。

【制作】将洗净的洋葱切成丝，去皮洗好的胡萝卜切成丝。锅中注水烧开，放入黄豆芽、胡萝卜、洋葱，煮至断生后捞出，沥干，装入碗中，放入少许蒜末、葱花、生抽，加入食盐、陈醋、辣椒油、香油，拌匀。

【用法】佐餐食用。

【功效】润肠通便，降脂降压。适用于冠心病、便秘患者。

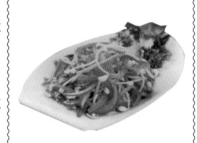

甘蔗木瓜炖银耳

【原料】水发银耳 150 克，无花果 40 克，水发莲子 80 克，甘蔗 200 克，木瓜 200 克，红糖 60 克。

【制作】银耳切块。去皮甘蔗切段。木瓜去皮切丁。锅中注水烧开，放莲子、无花果、甘蔗、银耳，大火烧开后用小火炖 20 分钟，放木瓜，搅拌匀，用小火再炖 10 分钟，至食材熟透。放入红糖，搅拌均匀，煮至溶化。

【用法】佐餐食用。

【功效】减轻肠胃负担，促进粪便排出。适用于便秘患者。

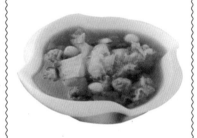

芹菜炒鳝丝

【原料】鳝鱼肉 150 克，芹菜 100 克，彩椒丝、姜片、葱白各少许，料酒、食盐、水淀粉、生粉各适量。

【制作】芹菜切段。鳝鱼肉切段腌渍 10 分钟。锅中加水烧开，倒鳝鱼肉，汆烫至断生后用漏勺捞出。油锅烧热，烧至五成热，放鳝鱼肉滑油片刻捞出。锅留底油，倒彩椒丝、姜片、葱白爆香，倒芹菜炒香，倒入鳝鱼肉，淋料酒，加食盐炒熟，淋入水淀粉和熟油炒匀。

【用法】佐餐食用。

【功效】促进肠道蠕动，加快粪便排出。适用于便秘患者。

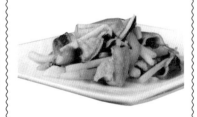

清炒魔芋丝

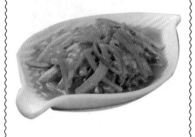

【原料】魔芋 95 克，胡萝卜 40 克，青椒 25 克，姜片、蒜末、葱段少许，食盐 4 克，豆瓣酱 5 克，生抽、水淀粉、用油各适量。

【制作】将洗净去皮的胡萝卜切成丝。洗好的青椒去籽，切成丝。洗好的魔芋切成丝。锅中注水烧开，加食盐，放入胡萝卜、魔芋煮熟软后捞出，沥干。用油起锅，放入姜片、蒜末、葱段爆香，倒入青椒炒匀，倒入魔芋和胡萝卜炒匀，放食盐、豆瓣酱、生抽、水淀粉快速炒匀。

【用法】佐餐食用。

【功效】促进胃肠蠕动，加快粪便排出。适用于便秘患者。

口蘑烧白菜

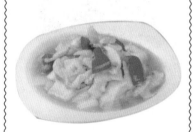

【原料】口蘑 90 克，大白菜 120 克，红椒 40 克，姜片、蒜末、葱段各少许，食盐 3 克，生抽、料酒、水淀粉、食用植物油各适量。

【制作】洗净的口蘑切片。洗好的大白菜切成小块。洗净的红椒切成小块。锅中注水烧开，加食盐，倒入口蘑、大白菜、红椒煮至全部食材断生后捞出，沥干。用油起锅，放姜片、蒜末、葱段爆香，倒入焯煮好的食材炒匀，淋入料酒，加入食盐、生抽，翻炒至食材入味，倒入水淀粉。

【用法】佐餐食用。

【功效】排毒养颜，加速肠胃蠕动。适用于便秘患者。

开胃萝卜丝

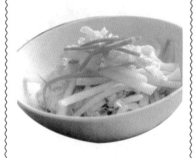

【原料】白萝卜 200 克，胡萝卜 50 克，糖 1 小匙，醋 2 大匙。

【制作】所有材料洗净，去皮切丝，备用。将所有调味料混合，放胡萝卜和白萝卜浸泡 2 小时后，食用。

【用法】佐餐食用。

【功效】清肠排气，预防感冒。适用于便秘患者。

松子香菇

【原料】鲜香菇70克,松仁30克,姜片、葱段各少许,食盐2克,米酒、生抽、水淀粉、食用植物油各适量。

【制作】洗净的香菇切成小块。油锅烧热,倒松仁滑油约半分钟至呈金黄色后捞出,沥干油。锅底留油烧热,下入姜片、葱段爆香,倒入香菇,翻炒匀,淋上少许米酒,加少许清水,翻炒至食材熟软。转小火,加入食盐、生抽,翻炒至香菇入味,淋入少许水淀粉,撒上炸好的松仁。

【用法】佐餐食用。

【功效】促进肠胃蠕动,加快粪便排出。适用于便秘患者。

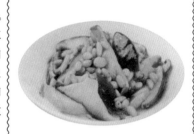

茶树菇核桃仁小炒肉

【原料】水发茶树菇70克,猪瘦肉120克,彩椒50克,核桃仁30克,姜、蒜各少许,食盐2克,生抽4毫升,料酒5毫升,香油2毫升,水淀粉7毫升,食用植物油适量。

【制作】茶树菇去老茎,彩椒切条,猪瘦肉切条,腌渍10分钟。锅中注水烧开,放茶树菇、彩椒煮1分钟,捞出沥干。热锅注油烧热,放核桃仁炸香,捞出沥干。锅底留油,倒肉片炒至变色,放姜片、蒜末,加茶树菇和彩椒炒匀,放生抽、食盐,淋水淀粉,放核桃仁。

【用法】佐餐食用。

【功效】益智健脑,润肠通便。适用于便秘患者。

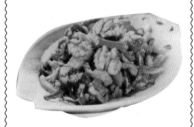

萝卜拌鸡丝

【原料】白萝卜200克,鸡脯肉100克,紫苏20克,酱油1小匙,低脂沙拉酱1大匙。

【制作】白萝卜洗净,去皮切丝。紫苏切碎,鸡脯肉烫熟,剥细丝,备用。将白萝卜丝、鸡肉丝和所有调味料拌匀,撒上紫苏碎。

【用法】佐餐食用。

【功效】促进消能,增进食欲。适用于便秘患者。

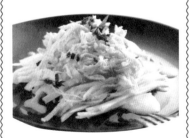

麻婆莲藕

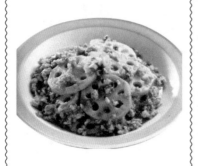

【原料】猪肉馅300克，葱20克，莲藕200克，大蒜、姜各10克，水1杯，橄榄油、豆瓣酱、红味噌、酱油、糖、甜面酱各1小匙。

【制作】莲藕洗净，去皮切块，浸在水中。大蒜、姜切末。葱洗净切葱花，备用。热锅加油，放入蒜末、姜末、豆瓣酱爆香后，加肉馅续炒至变色。莲藕取出沥水，加入莲藕略炒，再加上剩余的调味料和1杯水续煮。收汁后盛盘，撒上葱花。

【用法】佐餐食用。

【功效】健脾益胃，通肠排毒。适用于便秘患者。

腰果鸭丁

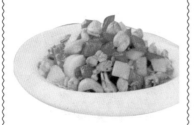

【原料】鸭脯肉200克，彩椒200克，腰果100克，姜片、蒜末、葱段各少许，食盐7克，生抽、料酒、水淀粉、食用植物油各适量。

【制作】彩椒切丁，鸭脯肉切丁，腌渍约10分钟。锅中注水烧开，放食用植物油、食盐，倒彩椒煮至断生后捞出，沥干。热锅注油烧至三成热，倒腰果炸至熟透后捞出，沥干油。锅留底油，下姜片、蒜末、葱段爆香，放入鸭肉丁炒至转色，淋入生抽、料酒炒匀，倒彩椒炒匀，加食盐，水淀粉炒匀，再倒入炸好的腰果，炒匀。

【用法】佐餐食用。

【功效】润肠通便，滋养肌肤。适用于便秘患者。

马蹄银耳哈密瓜

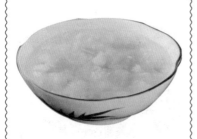

【原料】哈密瓜50克，马蹄40克，银耳30克，冰糖30克。

【制作】马蹄切成小块，哈密瓜去皮，切小块。银耳切小块。锅中加900毫升清水，大火烧开，冰糖放锅中，加银耳、马蹄，转小火煮20分钟，再把哈密瓜放入锅中，煮至沸腾。

【用法】佐餐食用。

【功效】滋阴利尿，补血安神。适用于便秘患者。

香菇蒸蛋羹

【原料】鸡蛋 2 个，香菇 50 克，葱、食盐、生粉、料酒、生抽、香油、食用植物油各适量。

【制作】香菇切丁。香菇丁入沸水锅，加食盐、食用植物油、料酒，煮约半分钟，捞出沥干。鸡蛋打散，加食盐，淋香油拌匀，制成蛋液，倒入蒸碗。香菇装碗中，放生抽、食盐、生粉、香油拌匀，制酱料。蒸锅上火烧开，放蛋液，小火蒸约 10 分钟至蛋液六七成熟时均匀地放上制好的酱料，中火蒸约 5 分钟，至食材熟透，撒上葱花。

【用法】佐餐食用。

【功效】预防便秘，防止衰老。适用于便秘患者。

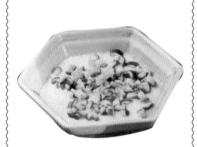

糖醋藕片

【原料】莲藕 300 克，红辣椒、香菜各适量，醋、糖各 1 大匙，香油 2 大匙。

【制作】所有材料洗净，莲藕去皮、去硬结，切薄片，用加食盐的开水烫熟，再过凉水。红辣椒去籽切末，备用。将莲藕片、红辣椒末和调味料拌匀，撒上香菜。

【用法】佐餐食用。

【功效】开胃利尿，顺肠通便。适用于便秘患者。

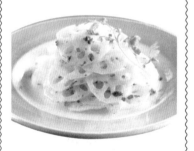

红薯炖猪排

【原料】红薯 200 克，排骨块 250 克，姜片 30 克，食盐 2 克，料酒适量。

【制作】将洗净去皮的红薯切成丁。锅中注水烧开，倒入排骨块，加入料酒煮沸，余水后捞出，待用。砂锅中注水烧开，放入排骨、红薯丁，大火烧开后用小火炖 40 分钟，至食材熟烂，加入适量食盐调味。

【用法】佐餐食用。

【功效】帮助消化，促进肠道排空。适用于便秘患者。

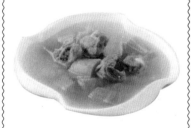

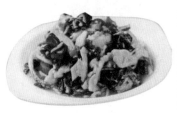

茼蒿黑木耳炒肉

【原料】茼蒿 100 克，瘦肉 90 克，彩椒 50 克，水发木耳 45 克，姜片、蒜末、葱段各少许，食盐 3 克，料酒 4 毫升，生抽、水淀粉、食用植物油各适量。

【制作】木耳切块，彩椒切丝，茼蒿切段。瘦肉切片，腌渍约 10 分钟。锅中注水烧开，加食盐，倒木耳、彩椒煮至食材断生后捞出，沥干。用油起锅，放姜片、蒜末、葱段爆香，倒肉片炒至肉质变色，淋料酒，倒入茼蒿翻炒几下，再注入适量清水，快速炒至熟软。放彩椒、木耳炒匀，加食盐、生抽、水淀粉炒匀至熟透。

【用法】佐餐食用。

【功效】促进肠道蠕动，加快粪便排出。适用于便秘患者。

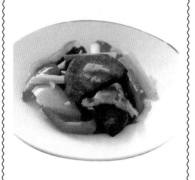

山药炒甜椒

【原料】紫山药 100 克，青椒、黄甜椒、红甜椒各 30 克，大蒜 1 头，葱半根，糖、香油各 1/2 小匙，橄榄油、食盐各 1 小匙。

【制作】紫山药洗净去皮，切片，氽烫后放凉，备用。椒类洗净，去籽切片。大蒜切末，葱切段，备用。热锅加油，放入蒜末爆香，加入紫山药略炒，再加入甜椒、大蒜、葱、食盐、糖，炒均匀后盛盘，淋上香油。

【用法】佐餐食用。

【功效】开胃抗衰通便，增强免疫力。适用于便秘患者。

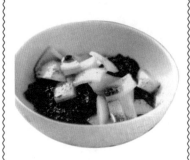

紫菜洋葱色拉

【原料】干紫菜 10 克，洋葱 1/4 个，醋、胡椒、橄榄油各 2 小匙，酱油、食盐少许。

【制作】将干紫菜放在温开水中泡开。洋葱洗净去皮切成薄片。将紫菜与洋葱片混匀装盘。将所有调味料拌匀，淋在紫菜洋葱上。

【用法】佐餐食用。

【功效】清肠排毒，消除脂肪。适用于便秘患者。

山药培根卷

【原料】山药 160 克，培根 12 片，小葱 1 根，黑胡椒、芝麻各 1 大匙，食盐适量。

【制作】山药洗净去皮，切长条，用食盐稍腌。葱洗净切段，备用。将山药和葱用培根卷起，再用竹扦串起，备用。撒上黑胡椒和芝麻，放进预热到 200℃ 的烤箱中，烤 15 分钟。

【用法】佐餐食用。

【功效】提高代谢，预防痔疮。适用于便秘患者。

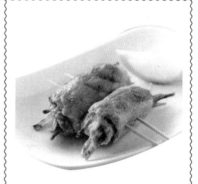

酸辣金针菇

【原料】金针菇 300 克，小黄瓜 2 根，牛肉片 200 克，姜丝 5 克，辣椒丝 10 克，糖、大蒜末、香油各半匙，醋、柠檬汁、酱油各 1 匙。

【制作】切除金针菇的底部，洗净拆松。小黄瓜洗净切丝，备用。将金针菇、牛肉片放入滚水中烫熟后捞出，用冷开水冲凉，沥干水分。调味料拌匀备用。将所有材料装盘，淋上调匀的调味料。

【用法】佐餐食用。

【功效】健胃整肠通便，降低胆固醇。适用于便秘患者。

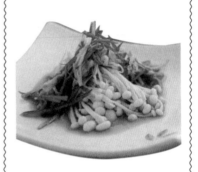

清炒三白

【原料】洋葱、绿豆芽各 30 克，土豆 100 克，葱少许，橄榄油 1 小匙，醋 1 大匙，食盐、糖各 1/2 大匙，香油少许。

【制作】将有材料洗净，洋葱去皮切丝。绿豆芽去须。葱切末，备用。土豆去皮切丝，用加 1/2 大匙醋的水泡 8 分钟，沥干水分备用。热锅加油，爆香葱末，加洋葱丝炒软，再加土豆、绿豆芽和剩余调味料，快速炒匀。

【用法】佐餐食用。

【功效】高纤通便，健胃排毒。适用于便秘患者。

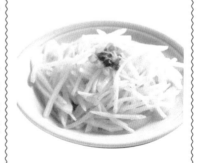

彩椒炒口蘑

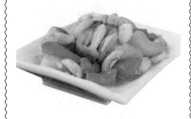

【原料】彩椒 120 克，口蘑 60 克，蒜末、葱段各少许，食盐 2 克，生抽、料酒、水淀粉、食用植物油各适量。

【制作】彩椒切小块。口蘑切成块。锅中倒水烧开，加入少许食用植物油，放口蘑，焯煮半分钟后捞出。用油起锅，下入蒜末、葱段爆香，倒入彩椒、口蘑，拌炒匀，淋入料酒，加食盐、生抽，炒匀调味，倒入适量水淀粉。

【用法】佐餐食用。

【功效】促进消化，防止便秘。适用于便秘患者。

莲藕炒三色

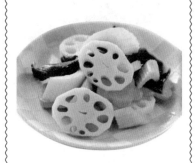

【原料】莲藕 100 克，干木耳 20 克，胡萝卜、西芹各 50 克，香油 1 小匙，食盐 1/2 小匙。

【制作】所有材料洗净，木耳泡发，去蒂切片。胡萝卜、莲藕去皮，切薄片，西芹切片，备用。热锅加油，放入莲藕、胡萝卜翻炒，再加木耳拌炒。放入西芹，加食盐继续炒均匀。

【用法】佐餐食用。

【功效】改善便秘，清血解毒。适用于便秘患者。

韭菜炒核桃仁

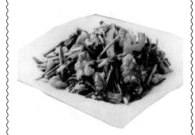

【原料】韭菜 200 克，核桃仁 40 克，彩椒 30 克，食盐、食用植物油适量。

【制作】韭菜切段，彩椒切丝。锅中注水烧开，加食盐，倒核桃仁，煮约半分钟后捞出沥干。用油起锅，烧至三成热，倒核桃仁，略炸捞出，沥干油。锅底留油烧热，倒彩椒丝，大火爆香，放韭菜，翻炒，加食盐，炒匀，再放入炸好的核桃仁，快速翻炒。

【用法】佐餐食用。

【功效】润滑肠壁，促进肠道蠕动。适用于便秘患者。

芦笋香煎鲑鱼

【原料】鲑鱼 240 克，芦笋 8 根，橄榄油 2 大匙，酱油、料酒各 1/2 小匙，食盐适量。

【制作】鲑鱼外皮涂一层薄食盐稍腌。芦笋洗净去除尾端，切半切开，用开水烫熟，沥干备用。热锅加 1 大匙油，放进芦笋稍煎，加食盐后盛起。热锅加 1 大匙油，将鲑鱼煎熟，加酱油、料酒煎至收汁，盛盘时加芦笋。

【用法】佐餐食用。

【功效】滋补护眼，活血通便防衰。适用于便秘患者。

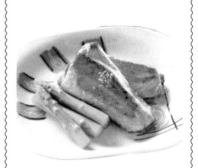

蜂蜜蒸老南瓜

【原料】南瓜 400 克，蜂蜜 45 克，鲜百合 30 克，红枣 20 克，葡萄干 15 克。

【制作】红枣去核，切成小块。洗净去皮的南瓜切成块。取蒸盘，放上南瓜块、百合，撒红枣、葡萄干。蒸锅上火烧开，放入蒸盘，用大火蒸约 10 分钟，至食材熟透，浇上蜂蜜。

【用法】佐餐食用。

【功效】帮助消化，促进胃肠蠕动。适用于便秘患者。

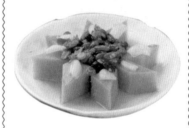

秋葵香炒培根

【原料】秋葵 150 克，培根 75 克，大蒜 2 瓣，姜丝 10 克，橄榄油 1 小匙，米酒 2 大匙，食盐、糖、香油各 1/2 小匙。

【制作】秋葵用食盐稍搓，烫熟后过凉水，沥干去蒂头，对半斜切，备用。培根切片。大蒜拍碎，备用。热油锅，爆香蒜末和姜丝，加培根翻炒，再炒熟秋葵，调味后盛盘。

【用法】佐餐食用。

【功效】增进食欲，清热润肠。适用于便秘患者。

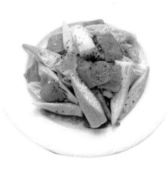

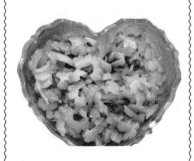

凉拌苦瓜丝

【原料】苦瓜 250g，葱丝、生姜丝、蒜泥、食盐、香油、米醋各适量。

【制作】将苦瓜洗净，切成细丝，入沸水中焯 5 分钟，捞出沥干水分，之后放入盘中，加入葱丝、生姜丝、蒜泥、食盐、香油、米醋，拌匀。

【用法】佐餐食用。

【功效】祛暑解毒，润肠通便。适用于胃肠积热型及阴津亏虚型便秘。

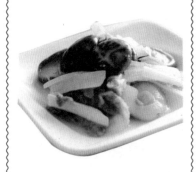

香菇烩白菜

【原料】小白菜 100 克，香菇 6 朵，橄榄油 1 大匙，食盐 1/2 小匙，酱油 1 小匙。

【制作】小白菜洗净，切段备用。热锅加油，放入香菇，用大火翻炒至软，加入小白菜继续炒至变软。加食盐和酱油调味，快速充分拌炒后盛盘，放凉后更入味。

【用法】佐餐食用。

【功效】预防感冒，整肠美颜。适用于便秘患者。

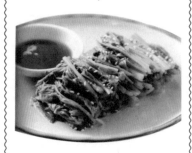

凉拌苋菜

【原料】苋菜 400 克，白芝麻 20 克，食盐、酱油 1 小匙，醋 1 大匙，糖 2 小匙。

【制作】苋菜洗净，去硬梗切段，氽烫后盛盘备用。将调味料混合，做成凉拌酱备用。苋菜上撒白芝麻，食用前淋上凉拌酱。

【用法】佐餐食用。

【功效】润肠通便，预防贫血。适用于便秘患者。

虾仁炒韭菜

【原料】虾仁 30 克，韭菜 250 克，鸡蛋 1 个，香油、花生油、淀粉、食盐、酱油各适量。

【制作】将韭菜洗净，切成小段。虾仁水发，沥干。将鸡蛋液搅匀，与香油、淀粉一同调成蛋糊，再倒入虾仁拌匀。炒锅上火，放入花生油，至油烧热时入虾仁糊翻炒，待蛋糊凝结后下韭菜段，同炒至熟时，放入食盐、酱油，再略炒。

【用法】早晨趁热食用。

【功效】润肠通便。适用于肠燥便秘，习惯性便秘患者。

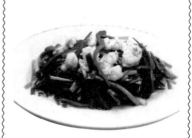

彩椒鸡丁

【原料】鸡脯肉 200 克，青椒、红椒、黄椒各 20 克，小番茄 5 个，食盐 1 小匙，橄榄油、料酒各 1 大匙。

【制作】鸡脯肉去皮切丁，加入料酒和食盐各 1/2 小匙稍抓，腌 10 分钟备用。彩椒洗净切块，余烫后过凉水。热锅加油，炒熟鸡丁，加入彩椒、小番茄和剩余的调味料，用大火炒匀。

【用法】佐餐食用。

【功效】加强代谢，提高抵抗力。适用于便秘患者。

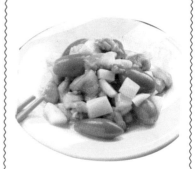

姜汁菠菜

【原料】菠菜 250 克，生姜汁、食盐、酱油、香油、花椒油、米醋各适量。

【制作】将菠菜洗净，用沸水焯一下待凉，切成段，捞出沥去水分，备用。将生姜汁、食盐、酱油、花椒油、米醋等拌入菠菜段，调匀。

【用法】佐餐食用。

【功效】生津血，通胃肠。适用于肠燥便秘、习惯性便秘、老年性便秘，其中对肠燥便秘疗效尤佳。

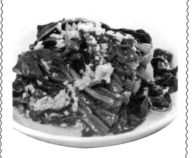

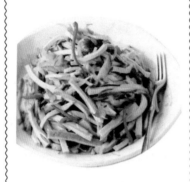

凉拌黄瓜丝

【原料】小黄瓜 4 根，香菜、豆干丝各 50 克，红辣椒 1 个，水果醋 1/2 杯，糖 1 大匙，食盐适量。

【制作】小黄瓜洗净，去尾对切成细丝，抹食盐腌 8 分钟，沥水放入密封瓶，备用。香菜洗净切碎。红辣椒切丝，备用。将所有材料和调味料拌匀，装盘食用。

【用法】佐餐食用。

【功效】护肤美白，加速排毒。适用于便秘患者。

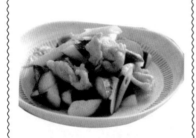

脆瓜爆肉片

【原料】小黄瓜 100 克，葱 10 克，猪瘦肉 50 克，橄榄油、米酒各 1 大匙（腌料），酱油 2 小匙，食盐、水淀粉各 1 小匙。

【制作】所有材料洗净，猪肉切片，加腌料拌匀。小黄瓜去籽切斜块，葱切段，备用。热锅加油，爆香葱段，用中火翻炒猪肉片至八成熟，加小黄瓜翻炒。加米酒炒匀，盛盘。

【用法】佐餐食用。

【功效】清热利尿，改善便秘。适用于便秘患者。

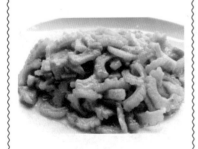

苦瓜炒肉丝

【原料】苦瓜 120 克，猪瘦肉 100 克，植物油、食盐、酱油各适量。

【制作】将苦瓜洗净，去皮，切成丝。猪瘦肉洗净，切成丝。炒锅上旺火，加入植物油，烧热后先放入猪肉丝，炒至八成熟时，再放酱油、苦瓜丝及食盐，继续翻炒至猪肉丝熟透。

【用法】佐餐食用。

【功效】清热润肠，通便。适用于胃肠积热型及阴津不足型便秘患者。

芦笋冬粉

【原料】冬粉 60 克，韭菜 20 克，小黄瓜 200 克，火腿 2 片，芦笋 8 根，绿豆芽 30 克，蒜泥 5 克，香油、食盐、芝麻、烤肉酱、醋各 1/2 小匙。

【制作】冬粉煮软后冲凉水沥干。小黄瓜洗净，切丝。火腿切丝备用。韭菜、芦笋洗净，切小段，加入绿豆芽，用开水烫熟备用。加入调味料和蒜泥拌匀。

【用法】佐餐食用。

【功效】消除疲劳，保护肠道。适用于便秘患者。

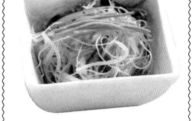

白玉苦瓜沙拉

【原料】苦瓜 120 克，虾 6 只，火腿 2 片，香菜 10 克，小番茄 6 个，小黄瓜 1 根，柠檬汁、芝麻各 1 大匙，糖 1 小匙，鱼露 6 小匙。

【制作】苦瓜去籽切薄片，置于凉水中浸泡备用。虾去壳和虾线，烫熟后捞起。番茄对切，小黄瓜、火腿切片备用。将所有食材放入碗中，加调味料拌匀，撒上香菜。

【用法】佐餐食用。

【功效】降低血脂，减重消脂。适用于便秘患者。

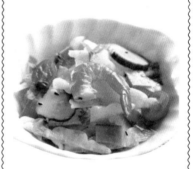

芹菜肉丝

【原料】芹菜 200 克，猪瘦肉 150 克，鸡蛋 1 个，植物油、葱丝、生姜丝、鸡汤、食盐、料酒、淀粉各适量。

【制作】将猪瘦肉切丝，用少许料酒、食盐、淀粉拌匀上浆。芹菜切段。炒锅上旺火，放植物油，烧至六成热时，入肉丝滑熟，捞出沥油。炒锅上旺火，放植物油，烧至八成热，放葱丝、生姜丝，倒入芹菜片及肉丝翻炒，烹入料酒、糖、食盐及鸡汤，用水淀粉勾芡，翻炒均匀，起锅装盘。

【用法】佐餐食用。

【功效】补养气血，润肠通便。适用于气血虚弱型便秘、老年人习惯性便秘患者。

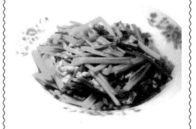

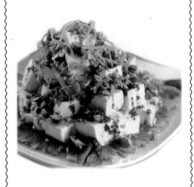

凉拌豆腐

【原料】热豆腐、胡萝卜、白萝卜、蒜泥、香油、食盐各适量。

【制作】将热豆腐切成小块。胡萝卜洗净，切成细丝，在沸水中焯一下。白萝卜洗净，切成细丝。之后将豆腐块、萝卜丝一同放入盘子中，加入蒜泥、香油、食盐，搅拌均匀。

【用法】佐餐食用。

【功效】促进胃肠蠕动，润肠通便。适用于便秘患者。

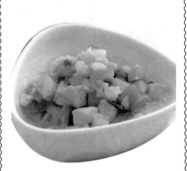

黄瓜炒鲑鱼丁

【原料】小黄瓜、鲑鱼各 100 克，黄椒 10 克，大蒜 2 瓣，橄榄油 1 小匙，食盐 1/2 小匙，香油、料酒各 1/2 大匙，蛋清 1 个。

【制作】鲑鱼洗净切丁，加料酒及蛋清拌匀，腌 10 分钟。小黄瓜、黄椒洗净，去籽切丁。大蒜切末，备用。热锅加油，爆香蒜末，快炒鲑鱼丁至变色后盛出。续炒小黄瓜、黄椒，再加鲑鱼丁，调味。

【用法】佐餐食用。

【功效】降压消脂，高纤通便。适用于便秘患者。

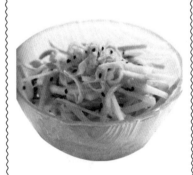

凉拌时蔬

【原料】鸡蛋 2 个，丝瓜 200 克，白萝卜、胡萝卜、黄豆芽各 50 克，姜丝 15 克，橄榄油 1/2 大匙，酱油、味噌、醋、香油、芝麻各 1 大匙。

【制作】将鸡蛋打成蛋液，放入油锅中煎成薄片，再切丝备用。丝瓜、白萝卜、胡萝卜洗净，去皮切丝。黄豆芽洗净去须，烫熟捞起，再放入白萝卜丝、胡萝卜丝煮 3 分钟后捞起备用。将所有食材加上姜丝和其余调味料拌匀食用。

【用法】佐餐食用。

【功效】消暑降火，通便利尿。适用于便秘患者。

山药炒芹菜

【原料】山药 30 克，芹菜 200 克，生姜丝、葱花、花生油、食盐、香油、淀粉各适量。

【制作】将山药洗净，切成条。芹菜洗净，切成段。炒锅上旺火，放入花生油，烧至七成热时，入生姜丝、葱花爆香，再加入山药条、芹菜段，加食盐翻炒，至菜熟时入香油，用淀粉勾芡。

【用法】佐餐食用。

【功效】清热泻火，通便。适用于肠胃积热型便秘患者。

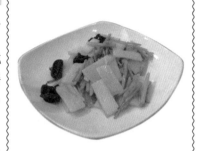

芋香沙拉

【原料】芋头 300 克，魔芋 120 克，食盐、糖各 1/2 小匙，蛋黄酱 2 大匙。

【制作】芋头洗净，去皮切小块，放入锅内，将芋头蒸软，再去除水分备用。魔芋洗净，汆烫后放凉，备用。将魔芋与芋头放入一个碗中，与所有调味料拌匀，食用。

【用法】佐餐食用。

【功效】高纤排脂，清肠养胃。适用于便秘患者。

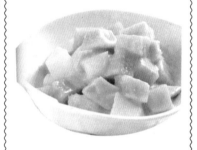

蕨菜炒肉丝

【原料】蕨菜 200 克，猪瘦肉 100 克，植物油、食盐、酱油各适量。

【制作】将鲜蕨菜洗净，在开水中焯一下捞出，切成段。猪肉洗净，切成细丝。炒锅上旺火，放入植物油，烧至八成热时，放入猪肉丝翻炒至八成熟时，再放入蕨菜段同炒，加食盐、酱油，继续炒至猪肉熟时透。

【用法】佐餐食用。

【功效】清热解毒，润肠通便。适用于津血不足之便秘的老年患者。

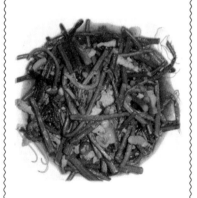

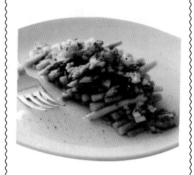

清香芦笋

【原料】芦笋5根，大蒜2瓣，红辣椒1/2个，香油2小匙，食盐1匙。

【制作】所有材料洗净，大蒜切末，红辣椒去籽切末，备用。芦笋去尾端切段，用热食盐水汆烫，沥干水分。盛盘备用。热锅加油，爆香蒜末和红辣椒末，并加食盐混合，淋在芦笋上，入味后食用。

【用法】佐餐食用。

【功效】增强免疫力，排毒强身。适用于便秘患者。

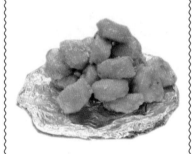

拔丝椰汁香蕉

【原料】香蕉600克，浓椰子汁200克，红糖100克，食盐适量。

【制作】将香蕉去皮，切成小段。食盐、浓椰子汁混合调匀做蘸料。炒锅上火，加入少许清水及红糖，以文火煮成糖浆，再放入香蕉段翻炒至糖浆拔丝。

【用法】蘸上蘸料吃。

【功效】清热解毒，润肺通便。适用于各种便秘患者。

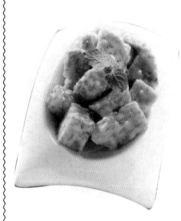

酸奶香芋

【原料】芋头200克，酸奶100克，奶酪丝50克，枫糖1小匙。

【制作】芋头洗净，去皮切小块，放入锅中，蒸20分钟后取出，备用。将芋头盛盘，加入奶酪丝略拌，奶酪丝融化后，放凉备用。食用前，将酸奶与枫糖均匀地淋上，食用。

【用法】佐餐食用。

【功效】增加有益菌，开胃解毒。适用于便秘患者。

第四节 汤 肴 方

汤肴是以肉类、禽蛋类、水产类以及蔬菜类原料为主体，加入一定量的中药食材，经煎煮浓缩而制成的较稠厚的汤液。

木瓜排骨汤

【原料】青木瓜1个，排骨220克，辣椒2根，姜片3片，胡萝卜丝5克，食盐2小匙，料酒2大匙。

【制作】将青木瓜洗净，去皮切块。辣椒洗净。将排骨洗净切块，以滚水汆烫，取出备用。锅中放水煮滚，加料酒、食盐、辣椒、姜片、排骨块，以大火煮开。转小火将排骨炖烂，加入青木瓜块煮熟，放入胡萝卜丝，品尝。

【用法】佐餐食用。

【功效】丰胸润肠，滋补养身。适用于便秘患者。

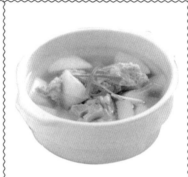

牛蒡萝卜汤

【原料】牛蒡200克，毛豆40克，白萝卜、胡萝卜各100克，食盐少许。

【制作】将牛蒡、白萝卜与胡萝卜洗净，去皮切大块。将毛豆洗干净后，浸泡在水中备用。将所有材料放入锅中，加入适量清水以大火熬煮，煮滚后改成小火煮约20分钟，加入食盐调味。

【用法】佐餐食用。

【功效】清肠通便，高纤营养。适用于便秘患者。

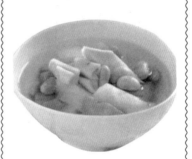

牛肚枳实砂仁汤

【原料】牛肚200克，姜片15克，枳实7克，砂仁5克，料酒8毫升，食盐2克，胡椒粉少许。

【制作】处理干净的牛肚切条。砂锅注入适量清水烧开，放入姜片，加入枳实和砂仁，倒入牛肚，淋入料酒，拌匀，加盖烧开，小火炖1小时至熟。放食盐、少许胡椒粉，用锅勺拌匀调味。

【用法】佐餐食用。

【功效】促进胃肠的蠕动，促进排便。适用于便秘患者。

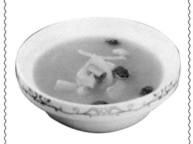

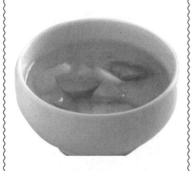

萝卜土豆汤

【原料】土豆 2 个，胡萝卜 1 根，食盐适量。

【制作】将土豆及胡萝卜洗净，去皮切块。锅中放入清水、土豆块与胡萝卜块煮滚。土豆块与胡萝卜块煮软后，加食盐调味再略煮 5 分钟。

【用法】佐餐食用。

【功效】预防肠道病变，高纤润肠。适用于便秘患者。

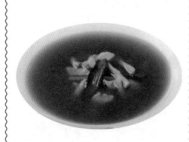

生地黄党参瘦肉汤

【原料】生地黄 10 克，党参 12 克，猪瘦肉 120 克，姜片少许，食盐。

【制作】将洗净的猪瘦肉切成条，再切成丁放在小碟子中，待用。砂锅中注水烧开，倒入瘦肉丁，放入洗净的生地黄、党参，撒上姜片，盖上盖，用大火烧开，再转小火炖煮约 40 分钟，至食材熟透。加入食盐搅匀调味，续煮片刻至入味。

【用法】佐餐食用。

【功效】润肠通便，补中益气。适用于高血压病、便秘患者。

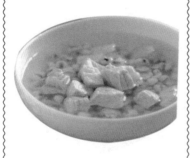

薏苡仁瘦肉汤

【原料】猪瘦肉 200 克，薏苡仁 50 克。

【制作】将猪瘦肉洗净，切成小块。薏苡仁洗净。锅中放入清水，放入猪瘦肉块与薏苡仁，以大火煮滚，再改以小火煮约 1.5 个小时。煮滚后，加食盐调味。

【用法】佐餐食用。

【功效】祛湿利水，清洁肠道。适用于便秘患者。

白菜牡蛎豆腐汤

【原料】小白菜、牛蒡各 100 克，葱丝 30 克，牡蛎 200 克，豆腐 150 克，食盐适量，色拉油 1 小匙。

【制作】将小白菜洗净切段，牛蒡洗净去皮切丝。将牡蛎用少许食盐水略泡，再用水轻轻冲洗。热锅加 1 小匙色拉油，将豆腐煎至金黄色。汤锅中加水煮滚，把其余调味料放入拌匀。放入豆腐和牛蒡丝，以小火煮 10 分钟，再加入牡蛎，牡蛎不宜煮太久。将小白菜段和葱丝放入锅中略煮。

【用法】佐餐食用。

【功效】帮助消化，润肠通便，降低胆固醇。适用于便秘患者。

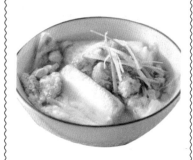

鲫鱼黑豆汤

【原料】净鲫鱼 400 克，水发黑豆 200 克，姜片 20 克，食盐少许，米酒 5 毫升，食用油适量。

【制作】用油起锅，下入备好的姜片，大火爆香，放入鲫鱼，煎至两面金黄，淋入少许米酒，再注入约 700 毫升清水，用大火煮沸。将锅中的材料连汤汁一起转到砂煲中，置旺火上，放入洗净的黑豆，烧开后用小火煮约 20 分钟，调入食盐。

【用法】佐餐食用。

【功效】健脾利湿，助消化。适用于动脉硬化、便秘患者。

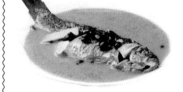

桂圆花生汤

【原料】桂圆肉 15 颗，花生仁 40 克，冰糖 2 小匙。

【制作】将桂圆肉与花生仁清洗干净。将桂圆肉与花生仁放入锅中，加清水以大火煮滚。接着以小火将花生仁煮软，煮约半小时后，加冰糖调味，再煮 2 分钟食用。

【用法】佐餐食用。

【功效】润肠通便，补脾安神。适用于便秘患者。

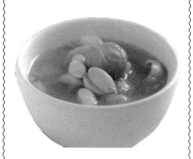

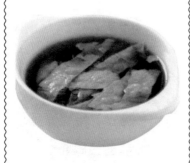

黑豆豆皮汤

【原料】黑豆30克，豆皮50克。

【制作】将黑豆与豆皮洗净。黑豆泡冷水约1个小时，豆皮切长条。将黑豆与豆皮条入锅，加清水煮成汤，煮滚时加食盐调味食用。

【用法】佐餐食用。

【功效】高纤整肠，促进代谢。适用于便秘患者。

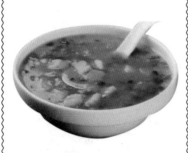

苦瓜绿豆汤

【原料】水发绿豆200克，苦瓜100克，冰糖40克。

【制作】将洗净的苦瓜切成小块。砂锅中注水烧开，倒入洗净的绿豆，大火烧开后用小火煮约40分钟，至绿豆变软，倒入切好的苦瓜，搅拌匀。加入冰糖，略微搅拌几下，用小火续煮约10分钟，至全部食材熟透。

【用法】佐餐食用。

【功效】健脾开胃，增进食欲。适用于高脂血症、动脉硬化、便秘患者。

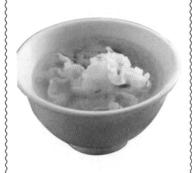

双耳冰糖饮

【原料】黑木耳（干）、银耳（干）各20克，冰糖1大匙。

【制作】将黑木耳、银耳洗净泡软，去蒂切小片备用。取锅放水及黑木耳、银耳煮滚后，加入冰糖，转小火炖煮60分钟。

【用法】代茶饮用。

【功效】抑制肿瘤，提高免疫力。适用于便秘患者。

丝瓜茶汤

【原料】丝瓜 300 克，茶叶 7 克，葱 1 根，食盐 1/2 小匙。

【制作】将丝瓜洗净去皮，切小块。葱洗净，切段。将水、丝瓜块、葱段和食盐加入锅中，煮滚后转小火，煮至丝瓜熟软，再加茶叶，浸泡至入味。

【用法】佐餐食用。

【功效】清热解毒，通乳消痈。适用于便秘患者。

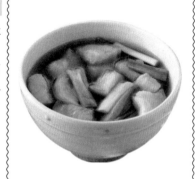

海带绿豆汤

【原料】海带、绿豆各 15 克，杏仁 6 克食盐少许。

【制作】将海带、杏仁与绿豆洗净，绿豆与海带分别泡水约 10 分钟。将所有材料放入锅中，加水煮滚，熬成汤后加少许食盐。

【用法】佐餐食用。

【功效】高纤清肠，高钾解毒。适用于便秘患者。

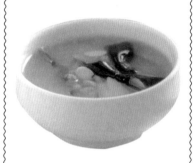

金银花绿豆汤

【原料】水发金银花 70 克，水发绿豆 120 克，食盐少许。

【制作】砂锅中注水烧开，倒入泡好的绿豆及洗好的金银花，搅拌均匀。大火煮沸后用小火炖煮约 30 分钟，至食材熟透，加入少许食盐调味。

【用法】佐餐食用。

【功效】清热解毒，美容养颜。适用于便秘患者。

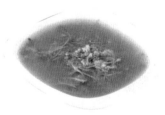

红薯银耳汤

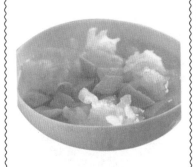

【原料】红薯 60 克，银耳 4 朵，白糖 1 小匙。

【制作】将红薯洗干净，去皮切块。将银耳洗干净，泡软去蒂。将红薯块与银耳放入锅中，加适量清水熬煮至软，加白糖调味食用。

【用法】佐餐食用。

【功效】高纤清肠，促进肠道蠕动。适用于便秘患者。

淡菜萝卜豆腐汤

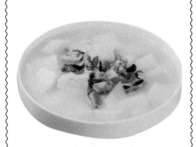

【原料】豆腐 200 克，白萝卜 180 克，水发淡菜 100 克，香菜、枸杞、姜丝各少许，食盐 2 克，料酒 4 毫升，食用油少许。

【制作】洗净食材，去皮的白萝卜切成小丁块。豆腐切小方块，香菜切小段。砂锅注水烧开，放入淡菜，倒入萝卜块，撒上姜丝、淋入少许料酒。煮沸后用小火煮约 20 分钟，至萝卜块熟软，放枸杞、豆腐块。加入少许食盐，搅匀调味，再煮约 5 分钟，至食材熟透，淋入少许食用油，撒上香菜。

【用法】佐餐食用。

【功效】有助消化，润肠通便。适用于便秘患者。

黑木耳苦瓜汤

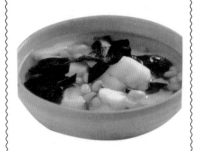

【原料】苦瓜 1 条，干黑木耳 3 朵，黄豆 150 克，食盐 1 克。

【制作】将苦瓜洗净，去籽切块。黄豆洗净，干黑木耳洗净泡软切块。在锅中放入清水煮滚，再放入所有材料，以大火煮滚，转小火慢煮 1 个小时，加食盐调味。

【用法】佐餐食用。

【功效】健脾补血，促进食欲。适用于便秘患者。

小白菜红薯汤

【原料】小白菜、红薯块各200克，玉米须100克，低钠食盐1/2小匙。

【制作】将材料洗净备用。取锅加适量的水煮滚后，加入玉米须煮20分钟左右。再加红薯块煮熟后，挑除玉米须。再加入低钠食盐及小白菜略煮。

【用法】佐餐食用。

【功效】利尿降压，改善便秘。适用于便秘患者。

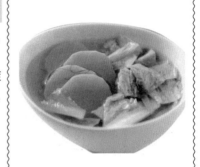

玉米胡萝卜汤

【原料】胡萝卜200克，玉米棒150克。油菜100克，姜片少许食盐、食用油少许。

【制作】洗净的油菜切开，修整齐。洗净的玉米棒切成段。去皮洗净的胡萝卜切滚刀块。锅中注水烧开，放食用油，倒入油菜焯煮至熟后捞出，沥干。另起锅注水煮沸，倒玉米、胡萝卜，煮约半分钟，撒姜片煮沸。将锅中的材料倒入砂煲中，煮沸后用中小火续煮约20分钟至食材熟透，加食盐调味，油菜围边。

【用法】佐餐食用。

【功效】保肝明目，润肠通便。适用于便秘患者。

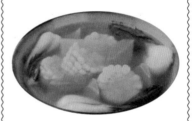

黑芝麻海带汤

【原料】黑芝麻50克，海带150克。食盐适量。

【制作】将黑芝麻放入炒锅中以小火炒过。将海带放入水中泡软，切成大片。将黑芝麻入锅，加海带片与浸泡海带的清水一起煮成汤，加食盐食用。

【用法】佐餐食用。

【功效】清除毒素，滋润肠道。适用于便秘患者。

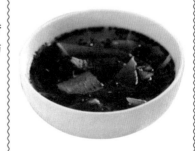

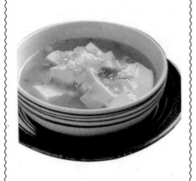

蔬菜豆腐汤

【原料】豆腐100克，圆白菜50克，洋葱30克，小黄瓜2根，葱2根，柴鱼片少许，麻油1小匙。

【制作】将圆白菜、洋葱、黄瓜洗净，切小块，备用。将豆腐切小块。葱切末，备用。热锅加麻油，再放入圆白菜、洋葱、黄瓜、豆腐略炒，加入4杯水，煮滚后撒上葱末和柴鱼片，略煮。

【用法】佐餐食用。

【功效】生津通便，养颜排毒。适用于便秘患者。

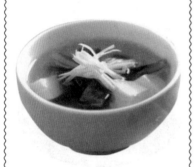

豆腐海带汤

【原料】豆腐200克，海带80克，姜丝1克，食盐2克。

【制作】将海带放入水中浸泡备用。将豆腐切块，并将海带切宽条。在锅中放入清水，煮滚后放入海带条。将豆腐块放入一起煮，约煮3分钟后加入姜丝与食盐食用。

【用法】佐餐食用。

【功效】促进代谢，高纤排毒。适用于便秘患者。

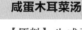
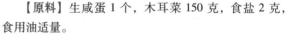

咸蛋木耳菜汤

【原料】生咸蛋1个，木耳菜150克，食盐2克，食用油适量。

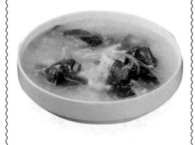

【制作】将洗净的木耳菜切去尾部。将咸蛋蛋黄和蛋清分离，蛋黄调匀，备用。用油起锅，放入木耳菜，翻炒至熟软，倒入适量清水，放入咸蛋黄，用大火煮至沸。加入适量食盐，搅拌匀，倒入蛋清，拌匀煮沸。

【用法】佐餐食用。

【功效】促进肠道蠕动，加快粪便排出。适用于便秘患者。

紫菜豆腐汤

【原料】紫菜1大片，豆腐1块，芹菜2根，胡萝卜1/3根，醋1大匙，食盐1小匙。

【制作】将豆腐洗干净后，切成小块。将胡萝卜洗净去皮切块。芹菜洗净切段，紫菜撕成小片。将胡萝卜块、豆腐块放入锅中，加入适量清水，以大火煮。煮滚后加食盐调味，加芹菜段与紫菜以小火煮。再次煮滚后，加醋调味食用。

【用法】佐餐食用。

【功效】促进肠道蠕动，促进代谢。适用于便秘患者。

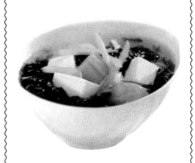

木耳菜蘑菇汤

【原料】木耳菜150克，口蘑180克，食盐2克，料酒、食用油各适量。

【制作】将洗净的口蘑切成片。用油起锅，倒入口蘑，翻炒片刻，淋入少许料酒，炒香，倒入适量清水，烧开后用中火煮2分钟。加入适量食盐，放入洗净的木耳菜，煮至木耳菜熟软。

【用法】佐餐食用。

【功效】加速肠道运动，促进排毒。适用于便秘患者。

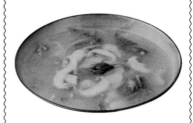

什锦洋葱汤

【原料】洋葱150克，圆白菜40克，蘑菇30克，西红柿丁50克，青椒50克，无食盐奶油2小匙，低钠盐1/2小匙，胡椒粉1/4小匙。

【制作】将材料洗净。洋葱去皮切丁。蘑菇泡发后切片，圆白菜、青椒切块。热锅中加无食盐奶油，融化后加入洋葱丁炒到金黄色，再加入蘑菇片炒软。放入圆白菜块、青椒块、西红柿丁，并加入适量的水煮滚。加入食盐及黑胡椒粉调味。

【用法】佐餐食用。

【功效】降低胆固醇，预防血栓。适用于便秘患者。

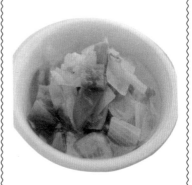

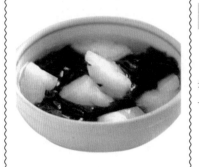

裙带菜萝卜汤

【原料】裙带菜 60 克，白萝卜 200 克，食盐 1 克。

【制作】将白萝卜洗净去皮切块，裙带菜洗净切成条状。在锅中放入清水，将白萝卜块与裙带菜条放入一起煮，煮至白萝卜块软化后，加食盐调味食用。

【用法】佐餐食用。

【功效】消除胀气，清热整肠。适用于便秘患者。

芋头蛤蜊茼蒿汤

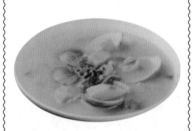

【原料】香芋 200 克，茼蒿 90 克，蛤蜊 180 克，枸杞、蒜末各少许，食盐 2 克，食用油适量。

【制作】洗净去皮的香芋切段。洗净茼蒿切段。洗净的蛤蜊打开，去内脏。用油起锅，放入蒜末爆香，倒入香芋，略炒片刻，注入适量清水，放入洗净的枸杞，烧开后煮 5 分钟，放入蛤蜊，加入少许食盐，搅匀调味，再煮 3 分钟，撇去汤中的浮沫，放入切好的茼蒿，煮至熟软。

【用法】佐餐食用。

【功效】增加食欲，促进排便。适用于便秘患者。

牡蛎海带汤

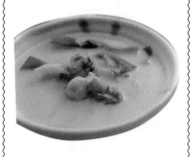

【原料】牡蛎 150 克，洋葱 50 克，海带结 30 克，白萝卜 70 克，葱 1/2 根，柴鱼 1/2 包，鱼板 4 片，高汤 3 杯。

【制作】将白萝卜、洋葱洗净去皮切小块。葱洗净切末，牡蛎洗净备用。将高汤煮沸，加海带结、白萝卜块和洋葱块，大火煮滚后再加鱼板和柴鱼，煮滚后转小火，续煮 10 分钟。加入牡蛎煮熟，撒上葱末。

【用法】佐餐食用。

【功效】滋补强身，修护细胞。适用于便秘患者。

金枪鱼鲜汤

【原料】金枪鱼块 150 克，葱段 20 克，姜片 30 克，米酒 1 小匙，胡椒粉 1/2 小匙，低钠食盐 1/4 小匙。

【制作】先用姜片熬汤。加入洗净后的金枪鱼块熬煮。起锅前加入调味料和葱段略煮。

【用法】佐餐食用。

【功效】强肝解毒，保护肠壁。适用于便秘患者。

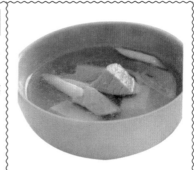

油菜瘦肉皮蛋汤

【原料】油菜 120 克，瘦肉 80 克，皮蛋 1 个，姜片少许，食盐 2 克，料酒、水淀粉、胡椒粉、食用油各适量。

【制作】将洗净的油菜切成瓣。洗好的瘦肉切成片，腌渍 5 分钟。皮蛋去壳，切成瓣。锅中注水烧开，淋入少许食用油，放入姜片、油菜、皮蛋，拌匀，加入适量食盐，拌匀煮沸。倒入肉片搅散，煮约 1 分钟至食材熟透，加入少许胡椒粉拌匀。

【用法】佐餐食用。

【功效】润肠通便，滋养脏腑。适用于便秘患者。

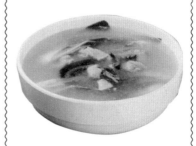

什锦蔬菜汤

【原料】胡萝卜、圆白菜、洋葱各 100 克，芹菜 1 根，番茄 3 个，水 3 杯，食盐 1 小匙。

【制作】所有材料洗净，胡萝卜、洋葱去皮切块，番茄对切，芹菜切小段，圆白菜去硬梗，切小块，备用。取锅加 3 杯水，放入所有材料，加食盐调味，再用小火炖煮到所有材料变软。

【用法】佐餐食用。

【功效】高纤瘦身，清血解毒。适用于便秘患者。

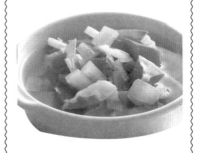

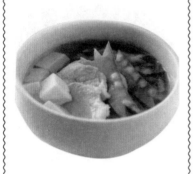

青白双豆瘦肉汤

【原料】豆腐、猪肉片各 150 克，豌豆角 100 克，姜末 5 克酒、酱油 1 小匙。

【制作】将豌豆角去老茎，冲洗干净。豆腐切小块。汤锅加入适量的水煮滚，再加入调味料、猪肉片与姜末煮熟。放入豆腐块煮至入味，再放入豌豆角煮约 7 分钟。

【用法】佐餐食用。

【功效】润肤美颜，改善消化功能。适用于便秘患者。

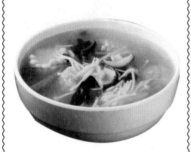

菌菇菠菜汤

【原料】鲜香菇 45 克，玉米棒 180 克，金针菇 100 克，菠菜 120 克，姜片少许，食盐、食用油适量。

【制作】将洗好的香菇切成小块。洗净的金针菇切去根部。洗好的玉米棒切成小块。洗净的菠菜切成长段。砂锅中注入 700 毫升水，用大火烧开，放入玉米块、香菇、姜片，大火烧开后转小火再煮 15 分钟至食材熟软，淋入适量食用油，加入食盐，放入金针菇拌匀，煮沸后放入菠菜，续煮 1 分钟至菠菜熟软。

【用法】佐餐食用。

【功效】控制血糖，防治便秘。适用于便秘患者。

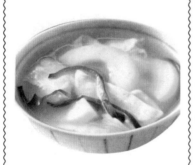

黄瓜鲜汤

【原料】大黄瓜、豆皮各 100 克，干黑木耳 30 克，高汤 3 杯，姜 10 克，食盐 1 小匙，香油少许。

【制作】黄瓜洗净，去皮和籽，对切，再切片。豆皮切条，姜切丝。木耳泡发，切细丝，备用。取锅煮滚高汤，放入所有材料，转小火续煮 15 分。加食盐调味，滴上香油，食用。

【用法】佐餐食用。

【功效】补充水分，促进代谢。适用于便秘患者。

红枣山楂肉片汤

【原料】猪瘦肉 120 克，山楂 20 克，红枣 6 颗，食盐 1/4 小匙。

【制作】将材料洗净。猪瘦肉切片。红枣去核。将山楂、红枣、猪瘦肉片和水放入锅中，再加食盐，开火煮滚。转小火续煮 30 小时。

【用法】佐餐食用。

【功效】帮助消化，健脾通便，缓解腹痛。适用于便秘患者。

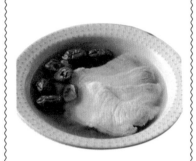

杏鲍菇黄豆芽蛏子汤

【原料】杏鲍菇 100 克，黄豆芽 90 克，蛏子 400 克，姜片、葱花各少许，食盐 3 克，食用油适量。

【制作】洗净的杏鲍菇切成片，备用。用油起锅，放入姜片爆香，加入洗净的黄豆芽，翻炒匀，倒入杏鲍菇，略炒片刻，倒入适量清水，煮至沸腾，放入处理好的蛏子略煮。加入适量食盐，拌匀调味，用中火煮 2 分钟，撒上葱花。

【用法】佐餐食用。

【功效】促进胃液分泌，加快粪便排毒。适用于便秘患者。

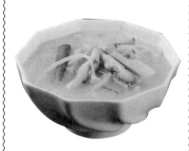

鲜蔬豆腐汤

【原料】洋葱、土豆、圆白菜各 200 克，豆腐 100 克，胡萝卜 120 克，小葱 1 根，食盐 1 小匙。

【制作】材料洗净，洋葱、土豆、胡萝卜去皮切片。圆白菜切片，葱切长段，豆腐切块，备用。热锅加 8 杯水，加入上述备用材料和食盐，水滚后续煮 30 分钟，待食材变软后关火。过滤食材，只喝清汤。剩下的食材可作佐菜，或者另加调味料拌匀后食用。

【用法】佐餐食用。

【功效】稳定情绪，补充元气。适用于便秘患者。

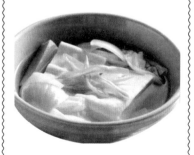

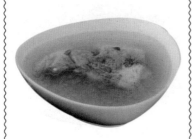

清炖枸杞鲈鱼汤

【原料】鲈鱼300克，枸杞5克，姜片10克，食盐3克，料酒5毫升，胡椒粉少许，食用油适量。

【制作】油锅烧热，放入鲈鱼，煎至呈焦黄色后盛出。锅中注水烧开，加适量料酒、食盐，煮沸，制成汤汁。在装有鲈鱼的汤碗中放入姜片、枸杞，再倒入适量汤汁，把装有鲈鱼的汤碗放入烧开的蒸锅中，盖上锅盖，用小火炖30分钟至熟。撒上少许胡椒粉。

【用法】佐餐食用。

【功效】补肝肾，益脾胃。适用于便秘患者。

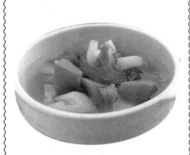

高纤土豆汤

【原料】土豆、牛肉、圆白菜各100克，番茄150克，胡萝卜50克，芹菜30克，肉桂叶、法香、黑胡椒、食盐各适量。

【制作】牛肉洗净切块，余烫备用。将其他食材洗净，切小块，放入另一锅，再加入牛肉、4杯水，用小火煮1小时。加入调味料拌匀，再转小火续煮半小时。

【用法】佐餐食用。

【功效】美肤养颜，促进排便。适用于便秘患者。

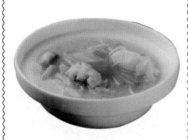

魔芋结鸡翅汤

【原料】魔芋结60克，鸡翅150克，胡萝卜80克，姜末、葱花各少许，食盐3克，料酒7毫升，食用油少许。

【制作】胡萝卜切片。鸡翅斩成小块，放入少许食盐、料酒，拌匀，腌渍10分钟。油锅烧热，放入姜末爆香，倒入腌渍好的鸡翅，炒匀，淋入料酒，快速翻炒匀，倒清水，放魔芋结、胡萝卜，加入适量食盐，煮至熟透。

【用法】佐餐食用。

【功效】促进胃肠蠕动，加快粪便排出。适用于便秘、动脉硬化患者。

莲子绿豆甘蔗汤

【原料】甘蔗段 40 克，水发莲子 30 克，水发绿豆 30 克，糖、水淀粉各适量。

【制作】锅中倒入约 900 毫升清水烧开，下入洗净的绿豆、莲子、甘蔗段。用大火煮沸后转小火煮 30 分钟至材料熟软，加入糖，搅拌片刻，再倒入水淀粉勾芡。

【用法】佐餐食用。

【功效】清热解毒，生津开胃。适用于便秘患者。

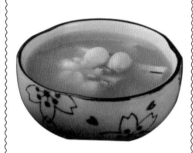

牛奶鲫鱼汤

【原料】净鲫鱼 400 克，豆腐 200 克，牛奶 90 毫升，姜丝、葱花各少许，食盐 2 克。

【制作】洗净的豆腐切成小方块。用油起锅，放入处理干净的鲫鱼，煎至两面金黄，捞出待用。锅中注水，大火烧开，撒上姜丝，放入鲫鱼，加入少许食盐，用中火煮约 3 分钟，至鱼肉熟软，放入豆腐块、牛奶，轻轻搅拌匀，用小火煮约 2 分钟，撒上葱花。

【用法】佐餐食用。

【功效】清除肠道垃圾，促进排便。适用于便秘患者。

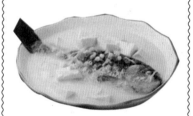

金黄玉米汤

【原料】洋葱 200 克，火腿 4 片，玉米粒 300 克，玉米酱 400 克，鸡蛋 2 个，食盐 1 大匙，胡椒粉适量。

【制作】洋葱洗净切末。火腿切小丁，鸡蛋磕入碗内打散，备用。热锅加 800 毫升水煮滚，将洋葱煮至透明，加玉米粒、玉米酱和火腿煮滚，边搅拌边缓慢淋入蛋汁，略煮一会儿，加调味料。

【用法】佐餐食用。

【功效】保健肠胃，润燥通便。适用于便秘患者。

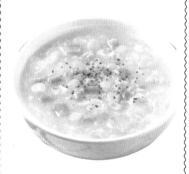

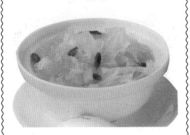

枸杞银耳汤

【原料】水发银耳100克，枸杞7克，冰糖35克。

【制作】将洗净的银耳切去老茎，再将肉切成小片，将切好的银耳浸泡在清水中备用。锅中倒入适量清水，撒上少许食粉，大火烧开，倒入银耳煮约3分钟至熟捞出，沥干。另起锅，注水烧开，倒入银耳，加入冰糖煮沸，放入枸杞拌匀盛入碗中。

【用法】佐餐食用。

【功效】促进胃肠蠕动，通便减重。适用于便秘、肥胖症患者。

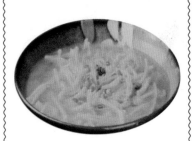

金针菇鸡丝汤

【原料】金针菇300克，鸡胸肉250克，姜片、葱花各10克，食盐、水淀粉、食用油各适量。

【制作】鸡胸肉洗净切细丝，加食盐、水淀粉、食用油，拌匀，腌渍至入味。洗净的金针菇沥干水分备用。油锅烧热，注入适量清水，放入姜片，大火煮至沸，加食盐调味，放入金针菇煮沸，再倒入肉丝，拌煮至材料熟透，撒上葱花。

【用法】佐餐食用。

【功效】增强体力，强壮身体。适用于便秘患者。

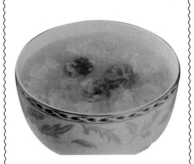

无花果银耳汤

【原料】水发银耳50克，无花果3克，冰糖25克。

【制作】洗净的银耳去掉根部，切成小块备用。锅中倒入约800毫升清水，大火烧开，倒入洗好的无花果、银耳，搅拌均匀，转小火煮20分钟至银耳熟透，倒入适量冰糖，煮至冰糖完全溶化。

【用法】佐餐食用。

【功效】润肠通便，美容护肤。适用于便秘患者。

当归黄芪红枣乌鸡汤

【原料】乌鸡 350 克，当归、黄芪、红枣、姜片各少许，食盐 3 克，胡椒粉、料酒各适量。

【制作】把洗净的乌鸡切成小块。锅中倒水烧开，放入鸡块拌匀，煮约 30 秒钟，氽去血渍捞出，沥干。砂煲中倒入大半锅清水烧开，倒入鸡块，再放入洗净的红枣、黄芪、当归、姜片。淋入少许料酒，加盖煮沸后转小火，煲煮约 40 分钟至鸡肉熟透。加入食盐，撒入胡椒粉，用锅勺拌匀调味。

【用法】佐餐食用。

【功效】延缓衰老，强筋健骨。适用于便秘患者。

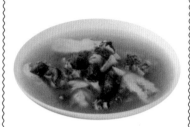

白萝卜海带汤

【原料】白萝卜 200 克，海带 180 克，姜片、葱花各少许，食盐 2 克，食用油适量。

【制作】将洗净去皮的白萝卜切成丝。洗好的海带切成丝。用油起锅，放入姜片爆香，倒入白萝卜丝，炒匀，注入适量清水，烧开后煮 3 分钟至熟，倒入海带，拌匀，放入适量食盐拌匀，撒上葱花。

【用法】佐餐食用。

【功效】清肺化痰，清热解毒。适用于便秘患者。

胡萝卜浓汤

【原料】番茄 300 克，胡萝卜 30 克，水 1 杯，奶油 1 大匙，糖、食盐、黑胡椒各 1/2 小匙。

【制作】番茄洗净，放入滚水中烫煮，捞起去皮，切小丁备用。胡萝卜洗净，去皮切小丁，备用。热锅加奶油、水、番茄和胡萝卜煮熟，加调味料拌匀，放凉备用。将所有食材放入果汁机中打成泥状后倒出，再加热。

【用法】佐餐食用。

【功效】调理肠胃，保护视力。适用于慢性胃炎、便秘患者。

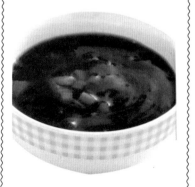

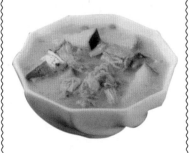

石斛冬瓜老鸭汤

【原料】鸭块 500 克，冬瓜 240 克，石斛 10 克，姜片、葱花各少许，料酒 16 毫升，食盐 2 克。

【制作】去皮洗净的冬瓜切块。锅中注水烧开，倒入鸭块，淋入适量料酒，拌匀，煮沸，去除血水捞出，沥干。砂锅注水烧开，放入石斛和姜片，倒入鸭块，淋入料酒，加盖，烧开后小火炖 30 分钟至熟，放入冬瓜，盖上盖，小火再炖 20 分钟至冬瓜熟软。放食盐、葱花，拌匀。

【用法】佐餐食用。

【功效】清热泻火，利水消肿。适用于热结便秘患者。

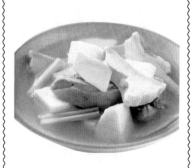

竹笋鸡汤

【原料】竹笋 200 克，鸡腿 120 克，小葱 1 根，水 5 杯，食盐、香油各 1 小匙。

【制作】竹笋去皮切块，置于水中。葱洗净切段，鸡腿切小块，用滚水汆烫去血水，备用。热锅加 5 杯水煮滚，放入竹笋、鸡腿、葱段，用小火煮 30 分钟。加食盐和香油调味。

【用法】佐餐食用。

【功效】促进胃肠蠕动，通肠排便。适用于便秘患者。

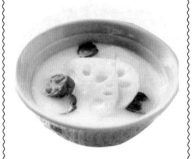

山楂莲藕雪蛤汤

【原料】山楂 35 克，莲藕 75 克，雪蛤 50 克，椰汁 200 毫升，冰糖 1 大匙。

【制作】将山楂洗净，雪蛤蒸熟备用，莲藕洗净去皮切片。在汤锅中加入适量的水煮滚，再加入莲藕片、山楂。以小火慢炖 40 分钟，再加入雪蛤、冰糖、椰汁。

【用法】佐餐食用。

【功效】防止衰老，降低血脂。适用于便秘患者。

猴头菇瘦肉汤

【原料】猴头菇 2 朵，猪肉片 100 克，葱 20 克，高汤 600 毫升，食盐 1 小匙，香油适量，橄榄油 1 大匙。

【制作】将猴头菇泡软后，切块。葱洗净切细，将葱绿和葱白分开。猪肉片洗净备用。热锅放油，爆香葱白，放入猴头菇块、猪肉片拌炒。加高汤煮滚，转小火煮 10 分钟。加食盐、香油、葱绿拌匀。

【用法】佐餐食用。

【功效】增强免疫力，促进消化。适用于便秘患者。

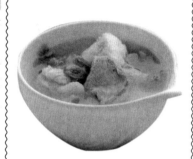

玉竹苦瓜排骨汤

【原料】排骨段 300 克，苦瓜 250 克，玉竹 20 克，食盐 2 克，料酒 6 毫升。

【制作】洗净食材，苦瓜切成片。锅中注水烧开，倒入洗净的排骨段，用大火煮沸，氽去血渍再捞出排骨，沥干。砂锅中注水烧开，倒入排骨段，放入玉竹，淋入料酒，搅匀，加盖烧开后用小火炖煮约 25 分钟，至排骨熟软，倒入苦瓜片拌匀，加盖用小火续煮约 10 分钟，至食材熟透。加入少许食盐，搅匀调味，续煮片刻，至汤汁入味。

【用法】佐餐食用。

【功效】润肠胃，生津液。适用于便秘患者。

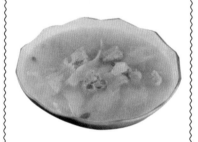

鲜笋干贝汤

【原料】竹笋 200 克，干贝 4 只，胡萝卜 150 克，水 4 杯，海带结 30 克，食盐 1 小匙。

【制作】所有材料洗净，竹笋和胡萝卜去皮，切小块，备用。取锅加 4 杯水，放入所有材料，再加食盐调味，煮约 20 分钟。

【用法】佐餐食用。

【功效】帮助消化，消除便秘。适用于便秘患者。

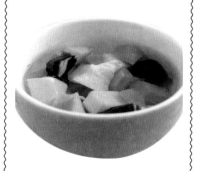

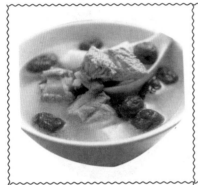

山药排骨汤

【原料】山药150克，排骨200克，桂圆肉60克，姜2片，红枣5颗，水4杯，料酒3大匙，食盐适量。

【制作】山药洗净去皮，切片。排骨剁块，用热水氽烫，备用。将山药和排骨放入锅内，再加入桂圆肉、红枣、姜，并加4杯水，煮约1小时。

【用法】佐餐食用。

【功效】促进食欲，帮助消化。适用于便秘患者。

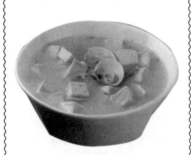

黄豆蛤蜊豆腐汤

【原料】水发黄豆95克，豆腐200克，蛤蜊200克，姜片、葱花各少许，食盐2克，胡椒粉各适量。

【制作】洗净的豆腐切成小方块。将蛤蜊打开，洗净备用。锅中注水烧开，倒入洗净的黄豆，用小火煮20分钟，至其熟软。倒入豆腐、蛤蜊，放入姜片、适量食盐，搅匀调味，用小火再煮8分钟，至食材熟透，撒入胡椒粉、葱花拌匀。

【用法】佐餐食用。

【功效】促进肠道蠕动，促进排便。适用于高血压、高脂血症、便秘患者。

西洋参石斛瘦肉汤

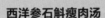

【原料】猪瘦肉160克，西洋参6克，石斛10克，姜片、葱花各少许，食盐2克。

【制作】洗净的猪瘦肉先切成条，再改切成丁。锅中注水烧开，倒入瘦肉丁氽去血水，撇去汤中浮沫后捞出，沥干水分，备用。砂锅中注水烧开，倒入瘦肉丁，放入姜片，再放入洗净的西洋参、石斛拌匀，加盖用小火煮30分钟，至食材熟透。放入少许食盐搅拌均匀，使食材更入味，盛出，撒上葱花。

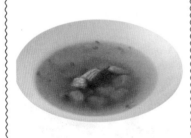

【用法】佐餐食用。

【功效】润肠通便，调节血糖。适用于糖尿病、便秘患者。

竹笋猪血汤

【原料】竹笋 100 克，猪血 150 克，姜片、葱花各少许，食盐 6 克，胡椒粉、食用油、香油各适量。

【制作】将洗净的竹笋切成丝，洗净的猪血切成小方块。锅中加约 500 毫升清水烧开，倒入竹笋，加食盐拌匀，煮约 1 分钟至熟，捞出。锅中另加清水烧开，加少许熟油、食盐、姜片、竹笋，略煮，倒入猪血，拌匀，煮约 2 分钟，撒适量胡椒粉，拌匀，撒上葱花。

【用法】佐餐食用。

【功效】促进肠道蠕动，帮助消化。适用于便秘患者。

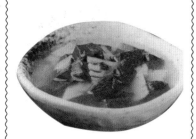

山药鳗鱼汤

【原料】山药 100 克，鳗鱼 200 克，红枣 10 颗，枸杞 30 克，当归 1 片，水 4 杯，料酒 3 大匙，食盐 1 小匙。

【制作】鳗鱼洗净切段，用热水汆烫，再用冷水洗净，备用。将中药材洗净，放入锅内，加入调味料、4 杯水和鳗鱼，约煮 20 分钟。

【用法】佐餐食用。

【功效】补身益气，健脾养胃。适用于便秘患者。

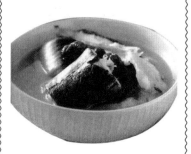

无花果牛肉汤

【原料】无花果 20 克，牛肉 100 克，姜片、枸杞、葱花各少许，食盐 2 克。

【制作】将洗净的牛肉切成丁。汤锅中注入适量清水，大火烧开，倒入牛肉，搅匀，煮沸，用勺捞去锅中的浮沫，倒入洗好的无花果，放入姜片，拌匀，用小火煮 40 分钟，至食材熟透，放入适量食盐，撒上葱花。

【用法】佐餐食用。

【功效】促进消化，加快胃肠蠕动。适用于便秘患者。

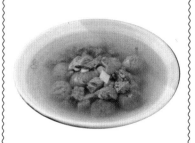

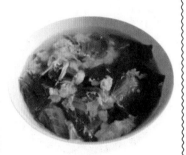

菠菜鸡蛋汤

【原料】菠菜 100 克，鸡蛋 2 个，食盐各适量。

【制作】菠菜洗净切段。鸡蛋打散制成蛋液。锅中烧水，沸腾后加入菠菜，均匀倒入鸡蛋液，待蛋液成花，加入盐。

【用法】佐餐食用。

【功效】活血通便，祛瘀止血。适用于便秘，痔疮便血。

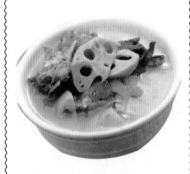

莲藕排骨汤

【原料】莲藕 400 克，排骨 150 克，菱角 200 克，水 7 杯，食盐 1 小匙，香油少许。

【制作】莲藕洗净，去皮切片。排骨切块后氽烫，菱角洗净去壳，备用。取锅加 7 杯水和莲藕，约煮 30 分钟，放入菱角、排骨，再煮 30 分钟，加食盐调味，撒上香油。

【用法】佐餐食用。

【功效】安神消暑，促进消化。适用于便秘患者。

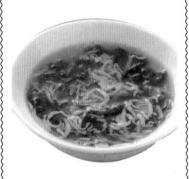

苋菜银鱼汤

【原料】苋菜 100 克，姜丝 10 克，银鱼 50 克，水 3 杯，食盐、香油各 1/4 小匙，糖 1/2 小匙，料酒 1 小匙，水淀粉 2 大匙。

【制作】银鱼洗净，沥干水分，备用。苋菜洗净去硬梗，切段，备用。热锅加油，用姜丝爆香后放苋菜翻炒，再加入银鱼炒熟，续加食盐、料酒、糖、香油和 3 杯水调匀。煮滚后，加入水淀粉勾芡，食用。

【用法】佐餐食用。

【功效】帮助消化，保护骨骼。适用于便秘患者。

第五节　药　茶　方

药茶是指用茶及中药材按一定比例制成的供饮用的液体。茶方有的含茶叶，有的不含茶叶，也有的中药材是经晒干、粉碎制成的粗末制品。药饮是将药物或者食品经浸泡或压榨、煎煮，提取分离而制成的有效成分含量比较高的饮用液体。药膳茶饮不同于其他药膳食品，其基本原料是中药材或者茶叶，而食品仅占很小的比例。

乌梅橘皮饮

【原料】橘皮 30 克，乌梅 10 克，冰糖 1 大匙。

【制作】汤锅中加入适量的水煮滚，再放入橘皮及乌梅煮 25 分钟。煮好后，滤掉橘皮及乌梅，加入冰糖拌匀。

【用法】佐餐食用。

【功效】健胃镇吐，敛肺生津。适用于便秘患者。

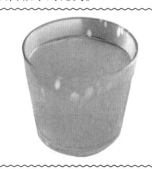

荷叶茯苓茶

【原料】荷叶 10 克，决明子 10 克，茯苓 10 克，紫苏 5 克，山楂 2 颗，乌龙茶 5 克。

【制作】荷叶、决明子、紫苏、山楂分别洗净。把荷叶、决明子、茯苓、山楂、乌龙茶放进水壶中加1000 毫升水煮沸，续煮 10 分钟，滤去药渣。紫苏放在茶杯中，加入沸药茶汤泡 10 分钟。

【用法】代茶频饮。

【功效】清肝明目，润肠通便。适用于便秘患者。

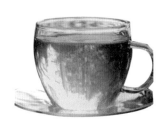

香蕉蜜茶

【原料】香蕉 1 根，绿茶叶 3 克，食盐少许，蜂蜜10 克。

【制作】将香蕉去皮，切丁。将香蕉丁与绿茶一起放入杯中，加入滚水冲泡。加入蜂蜜与食盐混合后，饮用。

【用法】代茶饮用。

【功效】改善便秘，清肠排毒。适用于便秘患者。

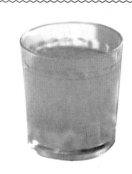

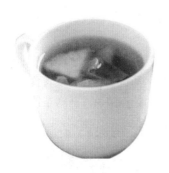

菠萝葡萄蜜茶

【原料】菠萝60克，葡萄25克，蜂蜜1大匙。

【制作】将菠萝去皮切成块状。葡萄洗净去皮与籽。将葡萄与菠萝块放入杯中，以滚水冲泡约5分钟后，加蜂蜜调味。

【用法】代茶频饮。

【功效】清洁肠道，促进消化。适用于便秘患者。

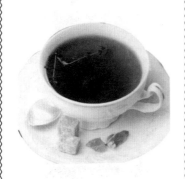

枸杞百合玫瑰茶

【原料】枸杞15克，百合10克，马鞭草5克，玫瑰花6朵，蜂蜜适量。

【制作】将枸杞、百合、马鞭草分别用清水洗净。放入沸水中煮20分钟，滤去药渣。玫瑰花放在杯子里，冲入滚沸茶汤，泡10分钟。

【用法】代茶频饮。

【功效】消气除胀，生津解渴。适用于便秘患者。

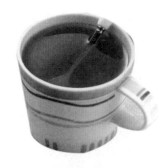

神曲麦芽茶

【原料】神曲、麦芽、谷芽各11克，决明子22.5克，桑叶4.5克

【制作】将全部材料洗净后倒入陶锅中，加水，大火煮滚后转小火，续煮15分钟。沥去药渣，取汁饮用。

【用法】佐餐食用。

【功效】刺激肠胃蠕动，帮助排便。适用于便秘患者。

芹菜红枣茶

【原料】红枣 20 颗，芹菜 150 克。

【制作】将芹菜洗净切段。在锅中放适量清水，将芹菜段与红枣一起放入，煎煮成茶饮。

【用法】佐餐食用。

【功效】高纤降压，通便排毒。适用于便秘患者。

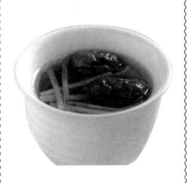

枸杞茯苓红茶

【原料】枸杞 50 克，茯苓 100 克，红茶 100 克。

【制作】将枸杞与茯苓共研为粗末。每次取 5 ~ 10 克，加红茶 6 克，用开水冲泡 10 分钟，饮用。

【用法】代茶频饮。

【功效】健脾益肾，利尿通淋。适用于慢性肾炎、少尿、尿痛、尿道炎、便秘患者。

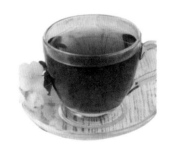

紫苏茶

【原料】紫苏叶 15 克，红糖 1 小匙。

【制作】将紫苏叶洗净切碎成细末。将紫苏末放入杯中，加入热水冲泡，加入红糖调味。

【用法】佐餐食用。

【功效】补血润色，增强代谢。适用于便秘患者。

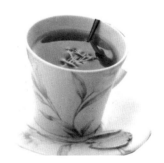

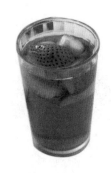

草莓红茶

【原料】草莓 2 个，红茶叶 4 小匙，白糖少许。

【制作】取杯以热水冲泡红茶叶，约泡 1 分钟后滤掉茶叶。将草莓洗净，去蒂切块。杯中放草莓块，倒入红茶汤，加入白糖调味。

【用法】代茶饮用。

【功效】预防老化，消除口臭。适用于便秘患者。

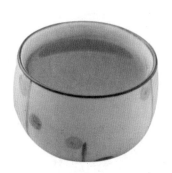

薏仁通便茶

【原料】薏苡仁 10 克，陈皮 10 克，荷叶 10 克，山楂 15 克，冰糖适量。

【制作】将薏苡仁洗净，泡发至软。把薏苡仁、荷叶、山楂放入沸水中煮 10 余分钟，滤去药渣。把陈皮放在杯子里，冲入薏苡仁茶汤，加适量冰糖，饮用。

【用法】每天早晚各服用一次。

【功效】清热解暑，消食降脂。适用于失眠、便秘患者。

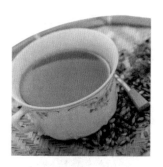

黑糖麦芽饮

【原料】麦芽 18 克，黑糖 1 小匙。

【制作】将麦芽放入锅中，加 5 碗水以小火煮 20 分钟。放入黑糖调匀，沥出汤汁，饮用。

【用法】代茶饮用。

【功效】温中暖胃，养颜排毒。适用于便秘患者。

荞麦元气茶

【原料】荞麦 20 克，煎茶 12 克。

【制作】将荞麦用小火干炒拌熟，待凉备用。将荞麦与煎茶混匀，盛入茶壶备用。汤锅中加入适量水煮，取部分热水冲入荞麦与煎茶茶壶后，立即倒掉。再冲入适量热水泡 40 分钟，滤出茶汤。

【用法】代茶饮用。

【功效】健胃整肠，保护细胞。适用于便秘患者。

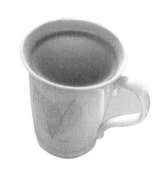

大黄绿茶

【原料】大黄 2 克，绿茶 6 克。

【制作】将大黄用清水冲洗干净备用。锅中加入适量清水，煮沸。将大黄与绿茶一起倒入沸水中煮 5 分钟，去渣取汁，倒入杯中饮用。

【用法】每天早晚各服用一次。

【功效】清热泻火，润燥通便。适用于便秘患者。

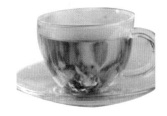

核桃绿茶饮

【原料】核桃仁 25 克，绿茶叶 5 克，白糖 2 小匙。

【制作】将核桃仁磨成碎粒备用。取杯放绿茶叶，冲入滚水，冲泡成茶汤。在茶汤中加入白糖与核桃碎粒，搅拌后饮用。

【用法】代茶饮用。

【功效】滋润肠道，高纤通便。适用于便秘患者。

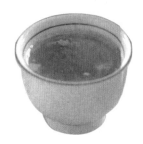

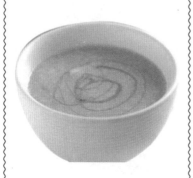

西红柿丝瓜蜜

【原料】西红柿 250 克，丝瓜 120 克，蜂蜜 1 大匙。

【制作】将西红柿洗净，去蒂切块。将丝瓜洗净去皮切块，与西红柿块一起放入果汁机中打成汁，再加入蜂蜜调匀饮用。

【用法】佐餐食用。

【功效】高纤排毒，帮助消化。适用于便秘患者。

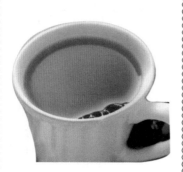

玉米须山楂茶

【原料】玉米须 10 克，山楂 2 个，蜂蜜适量。

【制作】将玉米须摘净，用水清洗几遍，扎成一小捆备用。山楂和玉米须放入锅中，倒入适量清水。大火把水烧开后，转小火再烧 10 分钟，待水稍凉后加入蜂蜜调味。

【用法】每天早晚各服用一次。

【功效】开胃消食，健脾益气。适用于脾胃不和的便秘患者。

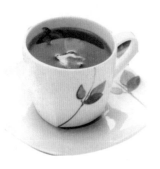

清热陈皮茶

【原料】陈皮 5 克，茵陈 5 克。

【制作】将陈皮和茵陈洗净，备用。取锅加陈皮、茵陈和水，开火煎煮 30 分钟，去除药渣饮用。

【用法】每天早晚各服用一次。

【功效】健脾开胃，帮助消化。适用于便秘患者。

西红柿洋参茶

【原料】西洋参片 19 克，西红柿 80 克，绿茶 5 克，蜂蜜少许。

【制作】将西红柿洗净，用热水烫过后捣烂。西洋参、西红柿与绿茶一起用热水冲泡，酌加蜂蜜后饮用。

【用法】每天早晚各服用一次。

【功效】滋阴益气，抗氧化。适用于便秘患者。

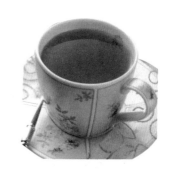

决明子枸杞茶

【原料】决明子 15 克，枸杞 9 克，杭白菊 5 克，生地 5 克。

【制作】先将决明子入锅稍炒，焙干后研成末。将打碎的决明子与枸杞、杭白菊、生地一同泡服，以茶代饮，直至茶水无色。若老年人有气虚之症，宜加生晒参 3 克同泡服。

【用法】每天早晚各服用一次。

【功效】清肝泻火，润肠通便。适用于高血压、高脂血症、便秘患者。

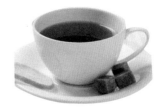

丝瓜清茶

【原料】丝瓜 30 克，绿茶 5 克，食盐 2 克。

【制作】将丝瓜洗净后去皮，切片，取锅加水煮熟后加入适量食盐调味，加入绿茶拌匀饮用。

【用法】代茶饮用。

【功效】润滑肠道，帮助排便。适用于便秘患者。

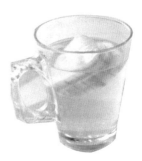

山药荷叶茶

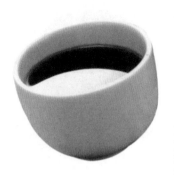

【原料】山药、荷叶、桂圆各11克，西洋参15克，当归1片，料酒少许。

【制作】将所有材料（桂圆除外）用水过滤，荷叶用棉布袋包起来。所有药材用450毫升热开水冲泡，静置10~20分钟后，将汤药倒出过滤，饮用。

【用法】每天早晚各服用一次。

【功效】健脾开胃，滋阴排毒。适用于便秘患者。

洛神玫瑰茶

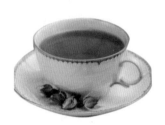

【原料】荷叶3克、玫瑰花3朵、洛神花3朵。

【制作】锅中加水，大火烧开，加入荷叶、洛神花、玫瑰花煮5分钟，去渣取汁，倒入杯中。调入蜂蜜饮用。

【用法】每天早晚各服用一次。

【功效】清暑利湿，润肠通便。适用于烦心忧虑、便秘患者。

决明菊花茶

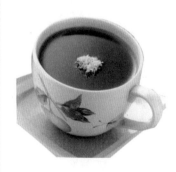

【原料】生决明子20克，菊花10克，甘草1片，蜂蜜1大匙。

【制作】将决明子、菊花和甘草放入砂锅，加水，以小火煮滚，5分钟后熄火。焖5分钟，倒进水杯中降温。饮用前加入蜂蜜搅拌均匀。

【用法】佐餐食用。

【功效】清热退火，清肠排毒。适用于便秘患者。

菊槐绿茶

【原料】槐花6克，绿茶叶6克，菊花6克，蜂蜜2小匙。

【制作】汤锅加入适量的水煮滚后熄火，放入槐花、绿茶叶、菊花泡2分钟。过滤，取汤汁，加入蜂蜜调味。

【用法】每天早晚各服用一次。

【功效】平肝降压，促进代谢。适用于便秘患者。

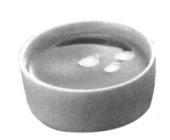

洛神花茶

【原料】洛神花5克，冰糖（蜂蜜）适量。

【制作】取洛神花用清水稍微冲洗一下，放入壶中，用温开水冲泡第一泡，倒出后加入开水冲泡第二泡。加入适量的冰糖或蜂蜜，拌匀，代茶饮。

【用法】每天早晚各服用一次。

【功效】润肠通便，排毒减肥。适用于肥胖症、便秘患者。

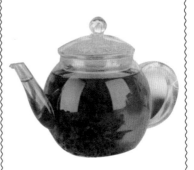

西红柿绿茶

【原料】西红柿150克，绿茶2克，食盐适量。

【制作】将西红柿洗净，用滚水汆烫、去皮，再捣碎。在绿茶中，加入西红柿碎末，混合均匀倒入汤锅内。加入约400毫升开水，煮滚后加食盐调味。

【用法】代茶饮用。

【功效】代谢毒素，排毒瘦身。适用于便秘患者。

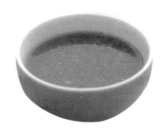

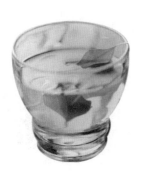

山楂菊花茶

【原料】生山楂 10 片，菊花 10 朵，决明子 10 克。

【制作】决明子、山楂、菊花用水冲洗干净备用。决明子先放入锅中，加入适量清水，以大火煮沸，转中火。加入山楂、菊花再煮 5 分钟，去渣取汁，倒入杯中饮用。

【用法】每天早晚各服用一次。

【功效】清热明目，润肠通便。适用于便秘患者。

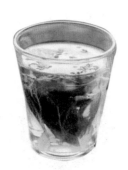

薄荷甘草玫瑰茶

【原料】新鲜薄荷叶 10 片，甘草 2~3 片，玫瑰花 5 朵。

【制作】将薄荷叶洗净，用手稍微搓揉后连同玫瑰花一起放入壶中。锅中注水烧沸后，加入甘草继续煮 10 分钟。当甘草水降至 80℃ 时，回冲入壶内，浸润 10 分钟。

【用法】每天早晚各服用一次

【功效】清热解郁，润肠通便。适用于精神紧张、头痛头胀、便秘患者。

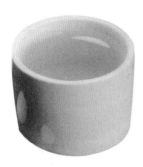

草本通便茶

【原料】玫瑰花、决明子、山楂、陈皮、甘草、薄荷叶各适量，糖少量。

【制作】将玫瑰花、决明子、山楂、陈皮、甘草、薄荷叶分别洗净。放入水中煮，先用大火煮开，再转小火煮约 10 分钟，滤去药渣。加适量糖饮用。

【用法】每天早晚各服用一次。

【功效】润肠通便，预防便秘。适用于高血压、肥胖症、便秘患者。

金银洛神蜂蜜茶

【原料】金银花 10 克，洛神花 3 朵，蜂蜜适量。

【制作】锅中加水煮沸，加入金银花、洛神花续煮 5 分钟，去渣取汁，倒入杯中。调入蜂蜜拌匀饮用。

【用法】每天早晚各服用一次。

【功效】清热解毒，润肺化痰。适用于便秘患者。

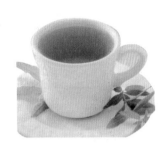

蜂蜜芦荟茶

【原料】新鲜芦荟 2 叶，蜂蜜适量。

【制作】将芦荟叶洗干净，去掉外皮，把透明肉切成丁。水沸后，调至中火，放入芦荟肉煮 10 分钟。见叶肉呈熟软半融解状态、汁液释出时，熄火。倒入杯中加蜂蜜调味。

【用法】每天早晚各服用一次。

【功效】润肠通便，润肤美白。适用于面色暗沉、肥胖、便秘患者。

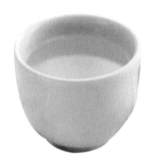

白芍二冬甘草茶

【原料】白芍 15 克，甘草 8 克，天冬 10 克，麦冬 10 克。

【制作】砂锅注入适量清水烧开，倒入白芍、甘草、天冬、麦冬搅匀，盖上盖，小火炖 15 分钟后掀开盖儿，搅动片刻。将炖好的茶水倒入杯中，稍拌匀饮用。

【用法】每天早晚各服用一次。

【功效】通便，排毒养颜。适用于便秘患者。

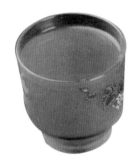

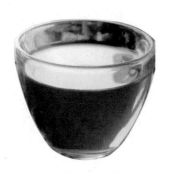

苦丁蜂蜜茶

【原料】苦丁 25 克，蜂蜜适量。

【制作】锅中注水，煮开后，加入苦丁再煮 10 分钟，调入蜂蜜。

【用法】即饮或第二天清晨起床空腹饮苦丁蜂蜜茶后，再喝上一杯白开水，一般 2~4 小时后可通便。

【功效】清热消暑，生津止渴。适用于便秘患者。

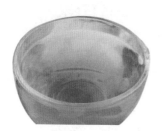

金菊玫瑰花茶

【原料】金银花 20 克，黄菊花 10 克，玫瑰花 6 朵。

【制作】将三种花放入壶中备用。水煮开后静置至 80℃以下，再冲泡入壶中。浸润 10 分钟。

【用法】每天早晚各服用一次。

【功效】清热解毒，生津通便。适用于心烦气躁、心悸失眠、便秘患者。

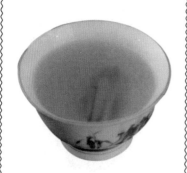

白芍甘草茶

【原料】白芍 10 克，甘草 5 克。

【制作】砂锅注入适量清水烧开，倒入准备好的白芍和甘草，加盖，小火煮 10 分钟至药材的有效成分释放，揭开盖，搅拌片刻。把煮好的药茶盛出，装入杯中，稍拌匀饮用。

【用法】每天早晚各服用一次

【功效】润肠通便，预防便秘。适用于便秘患者。

麦芽山楂茶

【原料】炒麦芽 20 克，山楂 5 克。

【制作】锅中加水煮沸，调成中火，加入麦芽、山楂煮 20 分钟，去渣取汁，倒入杯中饮用。

【用法】佐餐食用。

【功效】生津止渴，消食降脂。适用于糖尿病、便秘患者。

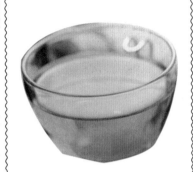

枳实麦芽茶

【原料】枳实 10 克，麦芽 10 克。

【制作】砂锅注入适量清水烧开，倒入枳实和麦芽，加盖，小火煮 10 分钟至有效成分完全释放，揭开盖，搅拌片刻。把煮好的药茶盛出，滤入杯中，稍搅匀饮用。

【用法】每天早晚各服用一次

【功效】助消化，促排泄。适用于便秘患者。

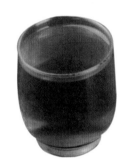

茉香玫瑰茶

【原料】茉莉花 10 朵，玫瑰花 5 朵。

【制作】玫瑰花、茉莉花去除杂质后放在茶壶中备用。水沸后静置片刻，等水温降至 80℃ 以下，再回冲泡入壶内。浸润花朵 5 分钟。

【用法】每天早晚各服用一次。

【功效】清热降火，润泽肌肤。适用于月经不调、心烦气躁、便秘患者。

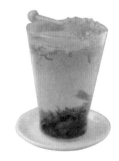

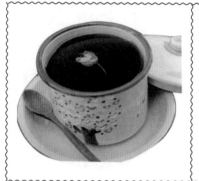

山楂乌梅甘草茶

【原料】山楂 10 片，乌梅 5 颗，甘草 1 片。

【制作】锅中加水煮沸，调成中火，放入山楂、乌梅，煮 10 分钟。加入甘草，浸煮 3 分钟，倒入杯中。

【用法】每天早晚各服用一次。

【功效】生津止渴，消食降脂。适用于便秘患者。

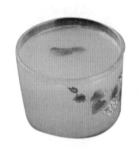

火麻仁茶

【原料】麻仁 10 克，糖 8 克。

【制作】烧热炒锅，倒入麻仁，翻炒，炒至焦黄，炒出药味盛出。取榨汁机，选择干磨刀座组合，将麻仁倒入干磨杯中，选择"干磨"功能，将麻仁磨成粉末状至出，待用。砂锅注入适量清水烧开，倒入麻仁粉末，加盖，小火煮 5 分钟至药性析出，放入糖拌匀，煮至糖溶化。

【用法】佐餐食用。

【功效】润燥滑肠，排毒。适用于便秘患者。

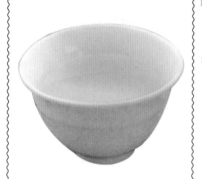

紫苏梅绿茶

【原料】绿茶 2 茶匙或 1~2 袋，紫苏梅 3 颗。

【制作】水沸后静置至 80℃以下。茶壶内放入绿茶和紫苏梅，加水回冲，泡 5 分钟。

【用法】每天早晚各服用一次。

【功效】生津润喉，去油减脂。适用于便秘患者。

菊花普洱茶

【原料】菊花5~6朵，普洱茶叶适量。

【制作】将茶叶放入水中，第一泡以热水冲3~5分钟后倒掉。再将花放入，加水煮5~10分钟。

【用法】佐餐食用。

【功效】消脂通便，促进消化。适用于肥胖症、便秘患者。

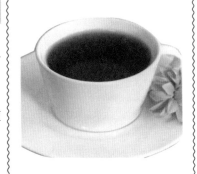

苹果绿茶

【原料】苹果半个，绿茶粉1匙。

【制作】苹果洗净去皮，切小块。把苹果和水放入榨汁机中压榨成泥，连渣带泥倒入杯中待用。绿茶粉用50毫升水调匀，加入苹果汁内，搅拌均匀后即食。

【用法】每天早晚各服用一次。

【功效】去脂减肥，利尿排毒。适用于便秘患者。

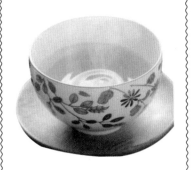

柠檬蜂蜜绿茶

【原料】柠檬片45克，绿茶10克，蜂蜜30毫升。

【制作】砂锅中注水烧开，放入备好的柠檬片，加入绿茶，拌匀，煮1分钟。把煮好的茶水盛出，滤入杯中，加入蜂蜜。

【用法】佐餐食用。

【功效】帮助消化，促进胃肠蠕动。适用于便秘患者。

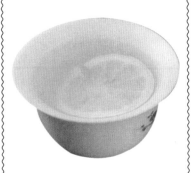

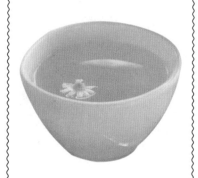

山菊甘草茶

【原料】 山楂 10 片，菊花 5 朵，甘草 2 片。

【制作】 菊花放入壶中备用。水沸后将山楂、甘草放入沸水中煮 10 分钟。待水温降至 80℃ 以下时，冲入壶中。浸润菊花 5 分钟。

【用法】 每天早晚各服用一次。

【功效】 润肠通便，清热解毒。适用于便秘患者。

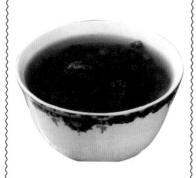

红豆红枣茶

【原料】 红茶水 200 毫升，红豆 40 克，红枣 7 克，冰糖 20 克。

【制作】 锅中倒入约 700 毫升清水烧热，放入洗净的红枣及泡好的红豆，大火煮沸后用小火煮约 30 分钟至锅中材料熟烂。倒入备好的红茶水，煮约 4 分钟至散发出茶香味，倒入冰糖，约 3 分钟至冰糖完全溶化。

【用法】 佐餐食用。

【功效】 健脾和胃，益气养血。适用于便秘患者。

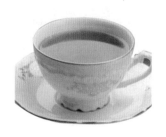

玫瑰蜜枣茶

【原料】 干玫瑰花 6 朵，蜜枣干 4 颗。

【制作】 锅中注水烧开，水沸后放入蜜枣干继续滚煮 2 分钟。将玫瑰花放在壶中备用。待蜜枣茶降至 80℃时再倒入壶中，浸润玫瑰花 6 分钟。

【用法】 每天早晚各服用一次。

【功效】 生津通便，帮助消化。适用于便秘患者。

桂花党参山楂茶

【原料】桂花 10 克，党参 5 克，山楂 5 克。

【制作】取适量桂花放入茶壶中。水沸后，将山楂、党参放入锅中浸煮 3 分钟。待茶汁降至 80℃时，冲入壶中浸润桂花 5~6 分钟。

【用法】每天早晚各服用一次。

【功效】生津止渴，补气活血。适用于高血压病、便秘患者。

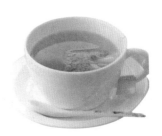

薄荷柠蜜茶

【原料】新鲜薄荷叶 10 片，柠檬 1/2 个，蜂蜜适量。

【制作】将薄荷叶洗净，用手稍微搓揉后放入茶壶中。水沸后放凉至 85℃时冲入壶中，浸润薄荷叶 6~10 分钟，调入蜂蜜拌匀饮用。

【用法】每天早晚各服用一次。

【功效】清热解郁排毒，消肿化瘀通便。适用于便秘患者。

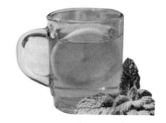

姜汁红茶

【原料】红茶 2 茶匙或 1~2 袋，老姜 1 块（20 克）。

【制作】将老姜拍碎，切片备用。把红茶放在壶内，水煮沸后，把老姜片放入沸水中熬煮 20 分钟。熄火后，姜汁静置至 85℃以下时，冲入壶内，浸润红茶 5 分钟饮用。

【用法】每天早晚各服用一次。

【功效】提高新陈代谢功能，促进肠胃蠕动，改善血液循环。适用于便秘患者。

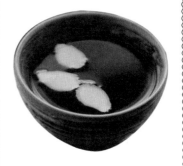

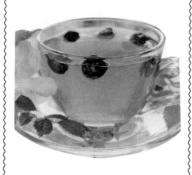

竹叶玫瑰茶

【原料】淡竹叶 10 片，乌梅 3 颗，玫瑰花 5 朵，蜂蜜适量。

【制作】锅中加水煮沸，调成中火，把淡竹叶、乌梅、玫瑰花放进锅里，煮 15 分钟，倒入杯中。

【用法】每天早晚各服用一次。

【功效】调经理气，清热化痰。适用于便秘患者。

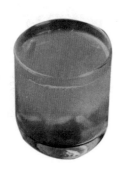

麦冬山楂茶

【原料】鲜山楂 70 克，麦门冬 10 克。

【制作】将洗净的山楂去除头尾，再把果肉切开，去除果核，备用。砂锅中注入适量清水烧开，倒入洗净的麦门冬，放入切好的山楂，盖上盖，煮沸后用小火煮约 15 分钟，至食材析出有效成分。揭盖，搅拌片刻，再盛出煮好的山楂茶装入茶杯中，待稍微冷却后饮用。

【用法】佐餐食用。

【功效】健胃消食，滋润润肠。适用于高脂血症、高血压、心律不齐、便秘患者。

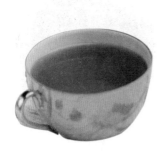

玫瑰红茶

【原料】红茶 2 茶匙或 1~2 袋，干玫瑰花 5 朵，蜂蜜适量。

【制作】红茶、玫瑰花置于壶内。把水煮沸，放置温度降至 85℃ 时，倒入壶中。浸润 10 分钟，调入蜂蜜。

【用法】每天早晚各服用一次。

【功效】养颜美容，润肠通便。适用于便秘患者。

荷叶薏仁茶

【原料】干荷叶 10 克，薏苡仁 20 克，蜂蜜适量。

【制作】将薏苡仁浸泡 2 小时备用。将荷叶用清水洗净，剪成片状或条状，备用。水沸后将薏苡仁和荷叶一同放入水中，中火熬煮 30 分钟，水呈浅绿色时，加入蜂蜜。

【用法】每天早晚各服用一次。

【功效】清热消暑，润肠通便。适用于便秘患者。

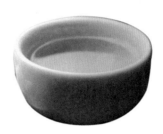

番泻叶茶

【原料】番泻叶 2~6 克。

【制作】番泻叶用清水冲洗干净，放入锅中，加入适量开水。开上盖焖 5 分钟，去渣后取汁，倒入杯中饮用。

【用法】每天早晚各服用一次。

【功效】促进肠道蠕动，排出毒素。适用于热结便秘、习惯性便秘及老年便秘患者。

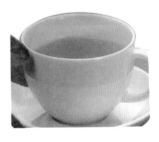

四仙女茶

【原料】决明子 20 克，山楂 10 克，陈皮 10 克，甘草 5 克。

【制作】将决明子、山楂、陈皮、甘草洗净。加入决明子、山楂、陈皮和甘草，调成中火，煮 30 分钟。

【用法】熄火后，趁热饮用或温服。

【功效】润肠通便，活血生津。适用于便秘患者。

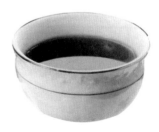

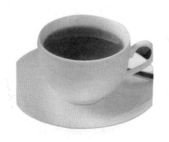

决明子红枣枸杞茶

【原料】决明子 20 克，红枣 6 颗，枸杞 10 克。

【制作】锅中加入适量清水煮沸，转成中火，放入决明子和红枣煮 30 分钟。熄火前加入枸杞一起浸润 5~10 分钟，去渣去汁，倒入杯中饮用。

【用法】每天早晚各服用一次。

【功效】润肠通便，活血理气。适用于便秘患者。

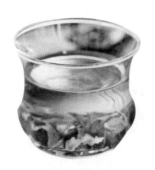

荷叶乌龙茶

【原料】干荷叶 10 克，乌龙茶 5 克。

【制作】用清水将荷叶、乌龙茶分别冲洗干净，放入杯中，加入适量沸水冲泡，加盖焖约 10 分钟。泡水当茶饮。

【用法】三餐饭前饭后各饮一次，连服一个月。

【功效】排水利尿，通便消脂。适用于便秘患者。

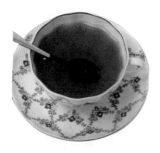

决明子明目茶

【原料】决明子 30 克。

【制作】用清水将决明子冲洗一下，放入锅中，加入适量清水，以大火煮沸，转小火继续煎煮 5 分钟。去渣取汁。

【用法】一剂分两次服用。

【功效】清肝明目，润肠通便。适用于慢性热结便秘患者。

杜仲茶

【原料】杜仲叶适量。

【制作】杜仲叶水煎。

【用法】饭后或口渴时，代茶饮。

【功效】降脂降压，减肥抗衰，利尿通便。适用于便秘、肥胖患者。

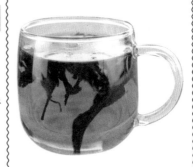

玉竹葛根茶

【原料】葛根100克，玉竹20克。

【制作】将洗净去皮的葛根切片，再切条形，改切成小块。砂锅中注入适量清水烧开，放入洗净的玉竹、切好的葛根，搅拌匀，盖上盖，煮沸后用小火炖煮约20分钟，至其析出营养物质，揭开盖儿，搅拌一会儿。盛出煮好的葛根茶装入碗中，拌匀。

【用法】每天早晚各服用一次。

【功效】养阴润燥，润肠通便。适用于糖尿病、便秘患者。

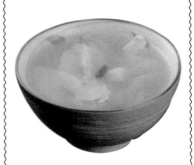

荷叶绿茶

【原料】干荷叶10克，绿茶10克。

【制作】用清水将荷叶、绿茶分别冲洗一下，放入杯中，加入适量沸水冲泡，加盖焖约10分钟。泡水当茶饮。

【用法】三餐饭前饭后各饮一次，连服一个月。

【功效】促进肠道蠕动，排出毒素。适用于便秘患者。

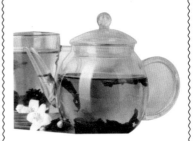